The Wars in Human Body:
The Magic Immune System vs. Diseases

人体内的战争：
神奇的免疫与疾病

主　编／左凤琼　朱彤波

副主编／高　放　苏勇林　赵邱越

编　委／董　薇　胡丽娟　黎　光

　　　　李　楠　吕梅励　王　霞

　　　　吴　苗　杨嘉洁

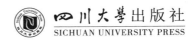

四川大学出版社
SICHUAN UNIVERSITY PRESS

图书在版编目（CIP）数据

人体内的战争：神奇的免疫与疾病 / 左凤琼，朱彤
波主编 . — 2 版 . — 成都：四川大学出版社，2024.2
ISBN 978-7-5690-6644-9

Ⅰ . ①人… Ⅱ . ①左… ②朱… Ⅲ . ①医学—免疫学
—普及读物 Ⅳ . ① R392-49

中国国家版本馆 CIP 数据核字（2024）第 042394 号

书　　名：人体内的战争：神奇的免疫与疾病
　　　　　Renti nei de Zhanzheng: Shenqi de Mianyi yu Jibing
主　　编：左凤琼　朱彤波

选题策划：龚娇梅
责任编辑：龚娇梅
责任校对：倪德君
装帧设计：墨创文化
责任印制：王　炜

出版发行：四川大学出版社有限责任公司
　　　　　地址：成都市一环路南一段 24 号（610065）
　　　　　电话：（028）85408311（发行部）、85400276（总编室）
　　　　　电子邮箱：scupress@vip.163.com
　　　　　网址：https://press.scu.edu.cn
印前制作：成都墨之创文化传播有限公司
印刷装订：四川华龙印务有限公司

成品尺寸：170mm×240mm
印　　张：8.75
字　　数：133 千字

版　　次：2021 年 8 月 第 1 版
　　　　　2024 年 4 月 第 2 版
印　　次：2024 年 4 月 第 1 次印刷
定　　价：49.00 元

扫码获取数字资源

四川大学出版社
微信公众号

本社图书如有印装质量问题，请联系发行部调换

【前言】

2020 年，新型冠状病毒在全球大流行，对人类社会造成了巨大的人口及经济损失，历史上多次传染病流行给人类社会带来灾难性后果的记忆被再次激活。大家开始审视自身，重新认识自身的免疫系统，希望自己能拥有强大的免疫力，能抵抗病毒及其他病原微生物的侵袭，也希望能通过学习免疫知识，从细微处做起，增强免疫力，保护自己。随着我国新型冠状病毒感染疫情得到有效控制，大家对"免疫"一词也越来越熟悉。但什么是免疫呢？免疫和哪些疾病相关？大众仍然存在很多疑惑。从事医学免疫学教育的我们希望通过这本书，把晦涩的免疫学知识通过简洁的语言、生动的图画展现在大家的面前，让大家能够系统地了解什么是免疫，为广大非医学背景而又对免疫知识感兴趣的读者提供一本优质的入门读物。

本书共分为五个部分，从介绍免疫学的发展简史入手，依次介绍了我们身体抵抗病原微生物感染的第一道防线——天然免疫，敌我对抗的两大战役——适应性免疫，通过人工技术让人体获得免疫能力的方法，以及我们日常生活中常见的与免疫相关的疾病，如癌症、艾滋病、过敏、乙肝、类风湿关节炎、系统性红斑狼疮、糖尿病、甲状腺功能亢进等。

由衷地希望读者通过阅读本书能有所收获，希望大家能通过本书了解并喜欢上免疫，获得健康！

主编
2024 年 1 月

【目录】

第一章

免疫学概论

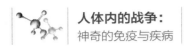

　　我们生存的环境中，时时刻刻存在着大量的病毒、细菌、真菌、寄生虫等。我们的眼睛不能直观看见的这些微小生物被称为病原体。它们一旦侵入人体内，就会引起各种各样的反应，甚至疾病。我们通常将抵御病原体的能力称作"免疫力"。想要理解"免疫力"，首先，我们需要明白一个概念——"免疫"（immunity）。Immunity 源于拉丁文 Immunitas，原意为免除赋税或徭役，引申义是免除瘟疫，即抵御传染病的能力。

第一节　免疫功能

　　免疫系统发挥功能的第一步，是要分清哪些是"敌人"，哪些是"自己人"。"非我(non-self)"的物质通常会受到攻击，而"自我(self)"的物质通常不会受到攻击。免疫系统具有三大基本功能，即免疫防御（immunological defense）、免疫监视（immunological surveillance）和免疫自稳（immunological homeostasis）。如何去理解这些深奥的概念呢，我们可以将独立的人类个体比作国家，而免疫系统则是维护国家长治久安的作战队伍，它的以上三大基本功能则可以与国家边防部队、国家安全机关与执法部门等的职能进行类比。

一、免疫防御

　　免疫防御即"抵御外敌，消灭入侵者"，指机体防御疾病、清除病原体的功能。外源的病原体，如细菌、病毒、真菌和寄生虫等，进入机体后，机体的天然免疫系统会被激活产生免疫反应，抵御这些病原体的入侵。 如果天然免疫反应没有完全清除病原体，后续特异性的适应性免疫应答将继续清除病原体，保护机体。如果天然免疫反应和适应性免疫反应都没有杀死细菌、病毒、真菌这些病原体，我们的身体就可能会生病，免疫防御即宣告失败。

二、 免疫监视

免疫系统除可以识别外来的有害微生物并杀死它们之外，还可以识别并监视、清除我们身体内出现的突变细胞——肿瘤细胞。这是我们免疫系统非常重要的功能之一。我们身体内的正常细胞变成肿瘤细胞的概率并不低，但我们并没有轻易患上肿瘤，就是因为我们身体的卫士——免疫器官、免疫系统、免疫细胞在发挥作用，及时把这些突变的肿瘤细胞清除了。 免疫监视功能的异常可导致肿瘤的发生和持续性的病毒感染等，即"叛变者"没有被及时识别并清除，队伍反而变得越来越壮大，以致形成肿瘤和病毒的扩增。

三、 免疫自稳

人类都会经历生老病死，细胞也一样。在人体内，不能正常发挥功能的衰老、损伤或死亡的细胞被免疫系统及时清除，新生的细胞继续执行功能，这样能使机体始终处于一个平衡、健康的状态。

当细胞免疫自稳功能异常时，可导致自身免疫性疾病。例如，外周血中衰老的红细胞在脾中被免疫细胞吞噬清除，这属于免疫自稳的正常状态。临床上，脾功能亢进可能使红细胞被病理性过度吞噬而导致个体出现贫血。

第二节　免疫系统

如果把机体比作城堡，那么我们的免疫系统则是防止城堡受入侵者破坏的重要部门。机体免疫系统作为执行免疫功能的"部门"，主要由免疫器官和组织、免疫细胞、免疫分子等组成，人体免疫组织与器官见图 1-1。

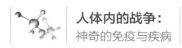
一. 免疫组织与器官

我们知道，机体中器官由多种组织构成，首先让我们来了解免疫组织。免疫组织（immune tissue）广泛分布在机体各个部位，又叫作淋巴组织（lymphoid tissue）。在消化道、呼吸道、泌尿生殖道等与外界相通的部位的黏膜下有大量淋巴组织和淋巴小结，呈网状分布，构成了黏膜相关淋巴组织（mucosal-associated lymphoid tissue, MALT），主要抵御病原体经黏膜侵袭机体。

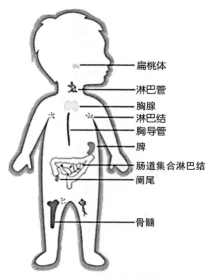

扁桃体
淋巴管
胸腺
淋巴结
胸导管
脾
肠道集合淋巴结
阑尾
骨髓

图 1-1　人体免疫组织与器官

淋巴器官（lymphoid organ）包括胸腺、脾、淋巴结等，主要由淋巴组织构成。淋巴器官也被称为免疫器官（immune organ），通常分为中枢免疫器官（central immune organ）和外周免疫器官（peripheral immune organ）。中枢免疫器官在胚胎发育过程中出现较早，外周免疫器官在胚胎发育中出现较晚。人类的中枢免疫器官主要包括骨髓（bone marrow）和胸腺（thymus），是免疫细胞分化发育的场所。外周免疫器官主要包括脾、淋巴结等，是成熟淋巴细胞定居的地方。

（一）中枢免疫器官

人体的中枢免疫器官包括骨髓和胸腺，主要是免疫细胞分化、发育、成熟的场所，免疫细胞在其中经历从诞生到具备成熟免疫功能的全过程。由于血液和淋巴循环相通，共同组成脉管系统，在中枢免疫器官内发育成熟的淋巴细胞，通过脉管系统迁移到外周免疫组织内，行使免疫功能。

1. 骨髓

骨髓是第一大中枢免疫器官。它是各种血细胞和免疫细胞分化、发育、成熟的场所；此外，它还是体液免疫发生的场所之一，B 淋巴细胞（以下简称 B

细胞）在外周免疫器官接受抗原刺激后增殖分化为浆细胞，经淋巴循环和血液循环迁徙至骨髓，在这里定居并产生抗体，参与免疫反应。

2. 胸腺

胸腺是人体的第二个中枢免疫器官。中枢免疫器官在免疫系统中起关键的主导作用。那么免疫系统中关键的主导作用是什么呢？答案是识别，也就是机体对抗原的特异性识别。对于人体内的 T 淋巴细胞（以下简称 T 细胞）而言，能够赋予他们这种特异性的识别能力的场所就是胸腺。（图 1-2）

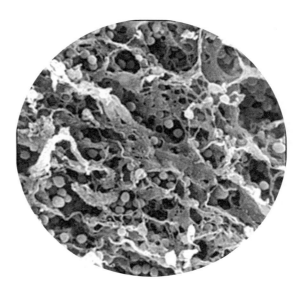

图 1-2　发育中的 T 细胞 （球状细胞）被胸腺上皮细胞形成的网络包围（电子显微镜扫描照片）

胸腺，位于我们身体的胸部，这个重要的免疫器官被保护在我们胸骨的后侧。幼稚的 T 细胞从骨髓中分化出来后就会随着血液循环进入胸腺，然后在胸腺中成长为成熟的 T 细胞，只有成熟的 T 细胞才有能力在我们身体里面清除病毒、抵抗细菌。

那么胸腺是如何赋予 T 细胞辨认敌我、特异性识别抗原的能力的呢？这里面就涉及细胞的选择机制。衡量 T 细胞能否进一步分化成熟的标准是其能否通过阳性选择和阴性选择，而这两次"摸底检查"的考官之一就是胸腺上皮细胞。经过阳性选择和阴性选择，能识别细菌、病毒等外源性异物又不会损伤自身细胞的 T 细胞就被保留下来，能识别和杀伤我们自身细胞的 T 细胞就被淘汰掉了。

（二）外周免疫器官

外周免疫器官包括脾（spleen）、淋巴结（lymph node）、扁桃体（tonsil）等，是成熟 T 细胞、B 细胞等免疫细胞"定居"的部位,也是产生免疫应答的主要场所。

1. 脾

脾是我们身体中很重要的免疫器官,也是人体最大的外周免疫器官,包含白髓(white pulp)和红髓(red pulp)。白髓为 T 细胞、B 细胞及巨噬细胞的定居场所;红髓主要含 B 细胞、巨噬细胞和树突状细胞等。B 细胞约占脾淋巴细胞总数的 60%,T 细胞占 40% 左右。

脾的生理功能:①是成熟 T 细胞和 B 细胞居住的主要场所之一。②是免疫应答发生的场所之一。病原体一旦进入血液循环并流经脾,其抗原可激活脾内的 T 细胞和 B 细胞,产生效应 T 细胞和抗体,清除病原体。③过滤作用。血液流经脾,脾内巨噬细胞和网状内皮细胞通过发挥吞噬作用,可清除血液中的病原体和衰老的血细胞等,净化血液。

2. 淋巴结

淋巴结是重要的外周免疫器官(图1-3)。人类淋巴结直径为 2~10mm,呈圆形或肾形,沿淋巴管道遍布全身,位于淋巴管道的分支处,浅表的淋巴结成群分布于颈部、腋窝、腹股沟等部位,有炎症发生时,肿大淋巴结可在体表触及。

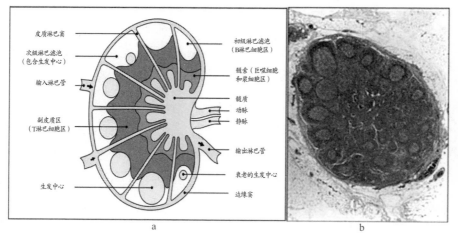

图1-3 淋巴结的组织结构

a. 淋巴结的剖面图;b. 淋巴结横断面的光显微照片(球状区为生发中心,放大 7 倍)

人体共有 500~600 个淋巴结，其内定居的淋巴细胞中 T 细胞约占 75%，B 细胞约占 25%。与脾相比，淋巴结为 T 细胞的主要定居地。淋巴结是淋巴系统的主要组成部分，组织液和淋巴中的抗原在此被截获。

淋巴结的功能：①是成熟 T 细胞和 B 细胞的重要定居部位；②参与淋巴再循环；③具有过滤作用；④是发生免疫应答的主要场所。

3. 黏膜免疫系统

黏膜免疫系统（mucosal immune system，图 1-4）由呼吸道、消化道、泌尿生殖道黏膜中的淋巴细胞、弥散淋巴组织，扁桃体、肠道的派氏集合淋巴结（Peyer's patch）及阑尾（appendices vermicula）等淋巴组织和器官所组成。黏膜是上述器官腔管表面由上皮细胞和结缔组织构成的膜状结构，免疫组织守卫其中，阻止"敌人"从这些部位入侵人体。黏膜面积巨大，仅仅小肠黏膜的面积就有皮肤的 200 倍，在抗感染及免疫防御中发挥重要作用。黏膜免疫系统抵御病原体的主要机制之一是产生分泌型 IgA（sIgA），它的功能是捕捉抗原，然后带着抗原一起被消灭。

4. 皮肤免疫系统

皮肤免疫系统由淋巴细胞和抗原提呈细胞组成。皮肤相关淋巴细胞（skin-

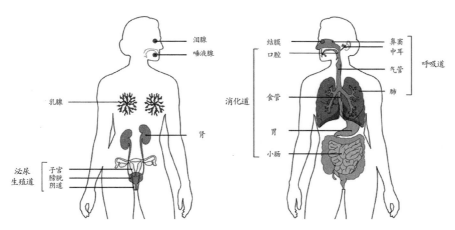

图 1-4 黏膜免疫系统

associated lymphocyte）约 2% 在表皮间，其余在真皮中。表皮中包括角质形成细胞（keratinocyte）、黑色素细胞 (melanocyte)、朗格汉斯细胞（Langerhans cell）和表皮间淋巴细胞（intraepidermal lymphocyte）。真皮中含有巨噬细胞。朗格汉斯细胞是没有成熟的树突状细胞，外源入侵者想要突破皮肤时就会被其捕捉。

5. 肝脏

肝脏（liver） 是特殊的免疫器官，是人体内自然杀伤（natural killer, NK）细胞和自然杀伤 T 细胞（natural killer T cell, NKT）最大的储存场所。此外，肝脏内还有一类特殊的巨噬细胞，称为库普弗细胞 (Kupffer cell）。

二. 免疫细胞和免疫分子

细胞是生物体结构和功能的基本单位，机体中的细胞各司其职，其中免疫细胞具体执行免疫功能，包括树突状细胞、巨噬细胞、NK 细胞、T 细胞、B 细胞、肥大细胞等，均来源于造血干细胞（stem cell）。

根据功能的不同，免疫细胞可以分为固有免疫细胞和特异性免疫细胞。固有免疫细胞是人先天具有的免疫细胞，无特异性，包括嗜酸性粒细胞、嗜碱性粒细胞、中性粒细胞、单核 – 巨噬细胞、肥大细胞、树突状细胞、NK 细胞、NKT 细胞、γδT 细胞、B1 细胞等。特异性免疫细胞是后天获得的免疫细胞，特异性强，包括 T 细胞和 B 细胞。树突状细胞、巨噬细胞和 B 细胞是专职抗原提呈细胞。

免疫分子也是免疫系统的重要组成部分，它们以极微小的存在发挥重要免疫功能，有些可以杀死细菌，有些作为"情报员"传递细胞间信号，发挥免疫调节等多种功能。免疫分子主要包括由活化的免疫细胞产生的效应分子，如补体、细胞因子等，以及免疫细胞表面表达的各类膜分子，如 T 细胞受体、白细胞分化抗原（cluster of differentiation, CD）、主要组织相容性复合体（MHC）、黏附分子、模式识别受体、Fc 受体、死亡受体、细胞因子受体、补体受体等。

第三节 免疫应答

免疫应答（immune response）指机体的免疫细胞对抗原物质进行识别，继而活化、增殖、分化，产生效应的过程。

一、免疫应答的特点

1. 免疫识别

通常情况下，免疫系统能够识别"自我"与"非我"，我们可以把这个过程理解为在免疫"战争"爆发之前，免疫细胞需要辨认敌军和友军，避免误伤自身。具体而言，识别"自我"使机体对自身抗原产生免疫耐受，避免因破坏自身组织而导致自身免疫性疾病；识别"非我"有助于对外来抗原性异物产生有效的免疫应答，维持机体的稳态。

免疫系统对"非我"抗原成分的识别通过 T 细胞、B 细胞表面的抗原识别受体完成。例如，T 细胞受体（TCR）要识别抗原，抗原需先经过抗原提呈细胞（APC）加工处理，APC 将处理后的抗原肽与自身 MHC 分子结合表达在 APC 表面，继而使相应的 T 细胞克隆活化、增殖、分化。上述识别过程具高度特异性，就好比一把钥匙开一把锁，即特定的抗原分子只能被相应的抗原受体识别，产生针对该抗原分子的特异性免疫应答。

2. 免疫效应

免疫应答的启动标志着免疫"战争"的正式爆发，产生的效应物主要为特异性抗体和效应细胞，同时也有非特异性免疫细胞（如巨噬细胞、NK 细胞等）及免疫分子（如补体、细胞因子等）的参与。如同军队分为不同的军种一般，多种免疫效应物也有着不同的分工，非特异性免疫细胞与特异性免疫细胞和免疫分子相互作用，各司其职，产生效应物，对抗原物质进行清除和破坏。

3. 免疫调节

刚才我们已经说了免疫系统是如何发动免疫战争以应对外来病原体的，就

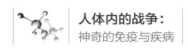
像人类的士兵们需要服从命令接受指挥一样，免疫系统的士兵们，如"哨兵"APC，"杀手"T细胞、B细胞等也要接受一定的指挥，以使这场战争保持在合适的强度。否则，过度的免疫战争会引起自身的损伤，如产生过敏反应，而太弱的反应则可能导致敌不过外来病原体，机体自身无法受到保护。因此，在人体中存在着由各种成分组成的免疫调节网络，他们及时采集战争状况，反馈信息，做出调整，指挥前线士兵们的行动。这个网络涉及神经－体液系统、细胞（如Treg细胞和树突状细胞）、分子（如抗原肽－MHC复合体、CD分子、黏附分子、补体、免疫球蛋白等）及基因（如免疫应答基因）等多个水平。这些我们都将在后面的章节做具体的介绍。在这里，你需要明白的是人体的免疫应答是受到精密调节的。

4. 免疫记忆

大家都接种过疫苗，但有没有想过接种疫苗的原理是什么呢？这就要说到免疫应答的另一个重要特点——免疫记忆了。当我们的T细胞、B细胞接到作战信号时，其中一部分成为直接上场杀敌的效应细胞，而另一些则会成为记忆细胞，在这场战争里不直接应对敌人，而是记住敌人的样子后"躲起来"，留在身体里，等到下一次再有同样的敌人入侵时，这些记忆细胞就会迅速地动员起来，变成大量的效应细胞进行快速而猛烈的战斗。接种疫苗的原理简单来说，就是在机体真正接触到免疫原（比如天花、白喉等）之前，就先用一些没那么强的免疫原刺激免疫系统，让机体产生认识这些免疫原的记忆细胞，从而保证真正接触到这些免疫原时有足够的应对之力。

二、免疫应答分类

免疫应答分为固有免疫应答（innate immune response）和适应性免疫应答（adaptive immune response），具体见图1-5。

1. 固有免疫应答

固有免疫应答也叫天然免疫应答，是人体免疫系统的第一道防线。固有免疫应答是人体在长期进化过程中形成的一系列防御机制，依赖于遗传的、有限

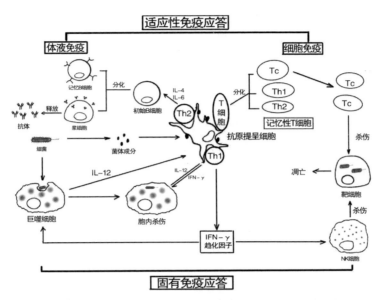

注: Tc（细胞毒性T细胞），Th（辅助性T细胞），NK细胞（自然杀伤细胞），IL-4,IL-6,IL-12;IFN-γ;趋化因子（细胞因子）

图 1-5 固有免疫应答与适应性免疫应答

的受体和分泌的蛋白质等。我们抵抗病原体入侵的第一道屏障是皮肤和黏膜，当病原体越过皮肤或黏膜后，将面对巨噬细胞等固有免疫应答参与者。假设你在大扫除时被碎玻璃划破了手指，而那块碎玻璃上有许多细菌，那么在几个小时内，你就会发现伤口开始红肿。这表明你的免疫系统开始工作了，免疫细胞正在抵抗细菌的入侵。巨噬细胞像"哨兵"一样在机体内巡逻，当这些哨兵发现敌人入侵时，最先开始抗击外敌，巨噬细胞能够吞噬并破坏细菌，吞噬细菌后的巨噬细胞会释放一些化学物质，这些化学物质可增加伤口附近的血流量，引起组织发红，而另一些化学物质会使毛细血管壁细胞收缩，使得液体由毛细血管向组织中渗透，从而导致局部肿胀。巨噬细胞在尽力阻止入侵者的同时，还能产生被称为细胞因子的物质，细胞因子作为信号介导免疫细胞间的交流，同时召集更多的防御者聚集到伤口处参与抗击敌人入侵的战斗。因为巨噬细胞等固有免疫系统成分能够程序化识别许多常见致病菌所具有的共同特征，所以固有免疫反应快速、高效。除了皮肤、黏膜、巨噬细胞、细胞因子外，固有免

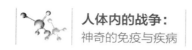

疫系统还有其他成分，如同样具有吞噬能力的中性粒细胞，能够在细菌上"打孔""贴标签"的补体，以及自然杀伤细胞。自然杀伤细胞能够破坏被细菌、病毒感染的细胞，甚至肿瘤细胞。

2. 适应性免疫应答

适应性免疫应答也称为获得性免疫应答，根据主要动用的"武器"不同，分为特异性细胞免疫应答（由 T 细胞介导）和体液免疫应答（由 B 细胞介导）。参与适应性免疫应答的主要有 T 细胞、B 细胞、APC、细胞因子等。固有免疫系统的主要成分，如巨噬细胞等，已经存在于机体内，随时可以抗击少量入侵的常见病原体；与固有免疫系统不同，适应性免疫系统的 T 细胞和 B 细胞能够抵抗绝大多数病原体的大量入侵，但是这些强有力的"武器"必须特殊定做。适应性免疫通过基因重组，可以产生大量的抗原受体，甚至可以区分相似抗原之间的细微差异，使得"武器"具有很强的特异性，能够介导特异性的免疫反应。

固有免疫应答与适应性免疫应答紧密合作。当抗原物质侵入机体后，往往需要这两种免疫应答的共同参与，才能清除抗原。例如，巨噬细胞是参与固有免疫应答非常重要的一类细胞，同时也作为专职抗原呈递细胞加工提呈抗原，在适应性免疫应答中发挥重要作用。

第四节　免疫学的发展

回顾免疫学的发展（图 1-6），我国传统医学对免疫学的发展做出了重要贡献：葛洪的《肘后备急方》（约公元 303 年）和孙思邈的《备急千金要方》（公元 648 年左右）都有用疯狗的脑治疗狂犬病患者的文字记载，即"取狂犬脑傅上，后不复发"；公元 16 世纪明朝隆庆年间，当时的中医采用人痘接种法预防天花病，或给正常人穿粘有天花患者疱浆的衣服，或将天花愈合者的痂皮磨成粉，让正常人经鼻腔吸入。这些方法很快传入欧亚各国。到 1796 年，Edward Jenner（英国）发现接种牛痘可以预防人类天花，并把该技术命名为疫苗接种（vaccination），

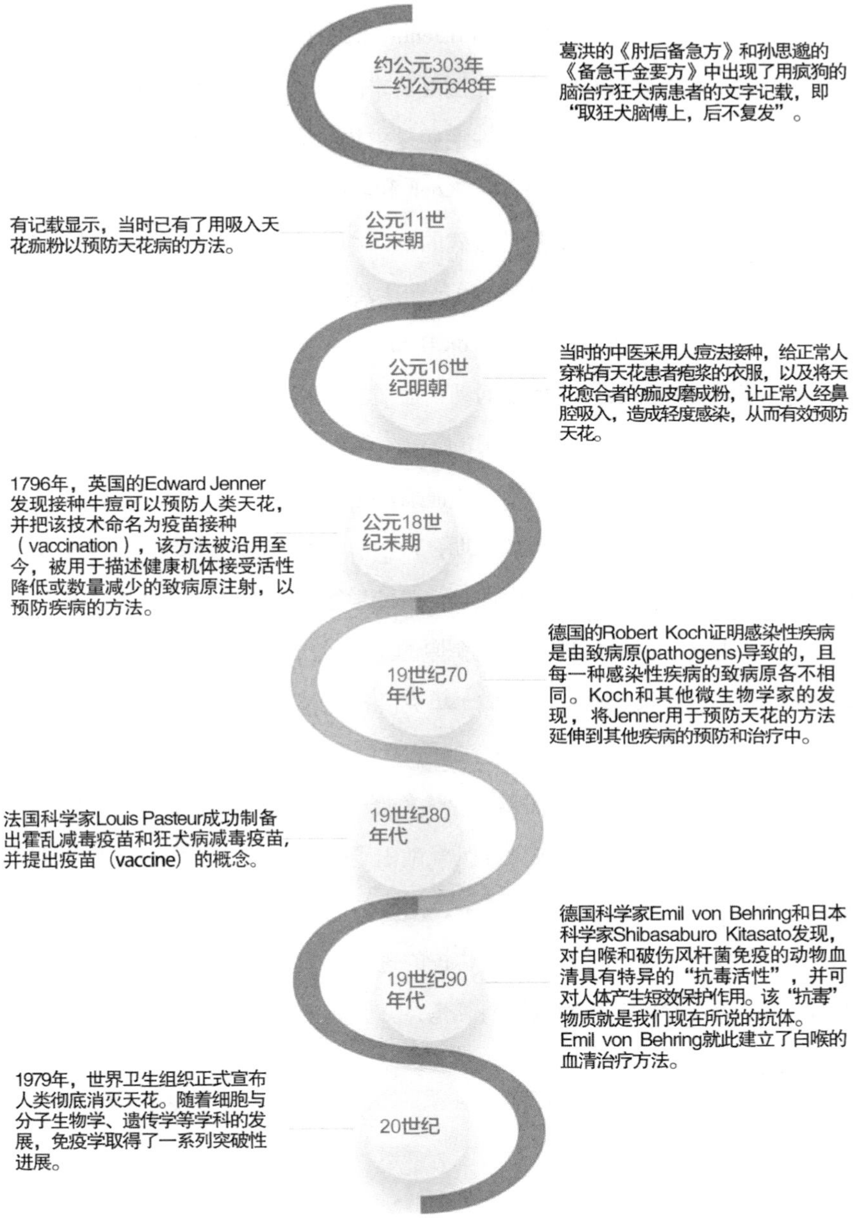

葛洪的《肘后备急方》和孙思邈的
《备急千金要方》中出现了用疯狗的
脑治疗狂犬病患者的文字记载，即
"取狂犬脑傅上，后不复发"。

约公元303年
—约公元648年

有记载显示，当时已有了用吸入天
花痂粉以预防天花病的方法。

公元11世
纪宋朝

当时的中医采用人痘法接种，给正常人
穿粘有天花患者疱浆的衣服，以及将天
花愈合者的痂皮磨成粉，让正常人经鼻
腔吸入，造成轻度感染，从而有效预防
天花。

公元16世
纪明朝

1796年，英国的Edward Jenner
发现接种牛痘可以预防人类天花，
并把该技术命名为疫苗接种
（vaccination），该方法被沿用至
今，被用于描述健康机体接受活性
降低或数量减少的致病原注射，以
预防疾病的方法。

公元18世
纪末期

德国的Robert Koch证明感染性疾病
是由致病原(pathogens)导致的，且
每一种感染性疾病的致病原各不相
同。Koch和其他微生物学家的发
现，将Jenner用于预防天花的方法
延伸到其他疾病的预防和治疗中。

19世纪70
年代

法国科学家Louis Pasteur成功制备
出霍乱减毒疫苗和狂犬病减毒疫苗，
并提出疫苗（vaccine）的概念。

19世纪80
年代

德国科学家Emil von Behring和日本
科学家Shibasaburo Kitasato发现，
对白喉和破伤风杆菌免疫的动物血
清具有特异的"抗毒活性"，并可
对人体产生短效保护作用。该"抗毒"
物质就是我们现在所说的抗体。
Emil von Behring就此建立了白喉的
血清治疗方法。

19世纪90
年代

1979年，世界卫生组织正式宣布
人类彻底消灭天花。随着细胞与
分子生物学、遗传学等学科的发
展，免疫学取得了一系列突破性
进展。

20世纪

图 1-6 免疫学的发展

该称谓至今仍然被用于描述健康机体接受活性降低或数量减少的致病原注射以预防疾病。然而，1796 年，当 Edward Jenner 发现疫苗接种可以有效预防天花时，对致病原还一无所知。200 年后，牛痘疫苗才被普遍应用。直到 19 世纪 70 年代，Robert Koch（德国）才证明感染性疾病是由致病原（pathogens）导致的，而且每一种感染性疾病的致病原不同。Koch 和其他微生物学家的发现，将 Jenner 用于预防天花的方法延伸到其他疾病的预防和治疗中。19 世纪 80 年代，Louis Pasteur（法国）成功制备出霍乱减毒疫苗和狂犬病减毒疫苗，并提出疫苗（vaccine）的概念。19 世纪 90 年代早期，Emil von Behring（德国）和 Shibasaburo Kitasato（日本）发现了对白喉或破伤风免疫的动物血清具有特异的"抗毒活性"，并可对人体产生短效保护作用。现在我们知道，该"抗毒"物质就是抗体（antibody）。就此，Emil von Behring 建立了白喉的血清治疗方法。

20 世纪是免疫学发展的重要时期，1979 年，世界卫生组织正式宣布人类彻底消灭天花。随着细胞与分子生物学、遗传学等学科的发展，免疫学取得了一系列突破性进展。例如，ABO 血型抗原的发现、抗体的结构的明晰、免疫耐受现象的发现、克隆选择学说的形成、单克隆抗体技术的发展、抗原识别受体基因重排现象和 MHC 限制性的发现等都是 20 世纪免疫学研究的重要成果。

经过人类长期的探索与实践，现代免疫学无论是研究方法还是对生命的认识早已今非昔比，其为生命科学和医学做出了重大贡献。人类已经进入基因的时代，但是，我们对免疫系统的了解，对人体的认知依然非常有限，还有待于进一步的研究与探索。未来，随着科技的进一步发展，我们对免疫系统、人体和生命一定还会有更深入的认识与领悟，并为防治疾病、保护生命、提高健康水平贡献更多力量。

免疫学相关诺贝尔奖见表 1-1。

表 1-1   免疫学相关诺贝尔奖

时 间	姓 名	重要成果
1901	Emil von Behring（德国）	抗毒素，血清治疗
1905	Robert Koch（德国）	结核杆菌和结核菌素
1908	Elie Metchnikoff（俄国） Paul Ehrlich（德国）	吞噬细胞理论（细胞免疫） 抗体生成侧链理论（体液免疫）
1913	Charles Robert Richet（法国）	过敏反应
1919	Jules Bordet（比利时）	免疫溶血反应
1930	Karl Landsteiner（奥地利）	ABO 血型
1951	Max Theiler（南非）	黄热病疫苗
1957	Daniel Bovet（意大利）	抗组胺药
1960	Frank Macfarlane Burnet（澳大利亚） Peter Brain Medawar（阿拉伯裔英国人）	细胞克隆选择学院 获得性免疫耐受
1972	Rodney Robert Porter（英国） Gerald M.Edelman（美国）	抗体结构
1977	Rosalyn Yalow（美国）	放射性免疫检测法
1980	Baruj Benacerraf（美国） Jean Dausset（法国） George Davis Snell（美国）	免疫应答基因 HLA 小鼠 MHC
1984	César Milstain（英国） Georges J.F. Köhler（德国） Niels K.Jerne（丹麦）	单克隆抗体技术 单克隆抗体技术 抗体的独特性网络学说
1987	Susumu Tonegawa（日本）	抗体的多样性机制
1996	Peter C. Doherty（澳大利亚） Rolf M. Zinkernagel（瑞士）	MHC 限制性 MHC 限制性
2011	Ralph M.Steinman（加拿大） Bruce A.Beutler（美国） Jules A.Hoffmann（法国）	树突状细胞 Toll 样受体 Toll 样受体

（高放）

第二章

‖ 人体的第一道防线：
固有免疫 ‖

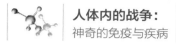

固有免疫又称天然免疫或非特异性免疫，是人体出生就具有的免疫功能。病原体主要有：细菌、真菌、立克次体、支原体、衣原体、螺旋体、病毒。固有免疫并不是针对特定的病原体发挥作用的，它的作用范围非常广泛，可以针对所有的病原体。

我们通常所说的感染发生在病原体逃避机体的固有免疫并且在体内建立微环境之后，接踵而来的是一方面病原体想不断地扩增自己的领地，另一方面机体的免疫系统又不停地尝试着去清除病原体。当病原体在体内复制增加达到一定程度之后，临床上能够检测到机体损伤的表现，机体就进入恼人的疾病阶段了，当然，某些病原体释放的毒素并不需要多大规模就可导致机体产生疾病。免疫病理损伤通常是机体免疫系统在努力清除病原体的同时无意中攻击了自身组织而发生的。

固有免疫就像守卫人体健康的万里长城，是机体抵抗外界多种病原体侵袭、清除体内突变物质的第一道防线。接下来，固有免疫的某些成员也会整理好已获得的信息去不同的"主管部门"通风报信，协调和启动机体更高效的、能精准打击的适应性免疫。固有免疫还可以影响适应性免疫的方式，因而在机体的防御机制中具有十分重要的作用。机体在遭受病原体侵害之前，固有免疫机制就已经存在且蓄势待发了。遇到病原体的时候，固有免疫可以迅速发挥作用，防止机体受到感染。同时我们也不要忽略了，机体内每天还产生大量受损的、衰老的自身细胞，固有免疫系统也可以清除这些细胞，启动组织修复功能。

第一节　固有免疫系统概述

固有免疫系统包括免疫屏障、固有免疫细胞和固有免疫分子。

一、免疫屏障

病原体要想进入人体不是那么容易的，首先得穿过我们身体的屏障。我们身体的屏障主要有以下几种：第一种是物理屏障，第二种是化学屏障，第三种是微生物屏障，第四种是局部屏障。这些屏障结构互相交集，在阻挡病原体入侵时相互辅助。现在我们就分别来介绍一下这几种屏障。

（一）物理屏障

覆盖在体表的健康完整的皮肤及与外界相通的各种腔道表面的黏膜和附属成分，共同构成阻止病原体向体内入侵的第一道屏障。皮肤表面的多层鳞状上皮细胞及坚实的间质连接具有机械屏障作用，能强劲地阻止大多数病原体和其他有害物质的侵袭；腔道表面的黏膜虽然仅仅只有一些单层的柱状细胞，机械性阻挡作用远不如皮肤，但黏膜上皮细胞的迅速更新、黏膜具有的多种附件和分泌液的冲洗作用都有助于清除附着于黏膜表面的病原体。

皮肤上皮细胞不断脱落并持续更新，这样的重复动作可以同时清除大量黏附在上皮表面的病原体。当不幸发生意外烧伤、经久不愈的湿疹或各种皮肤损伤时，机体将非常容易发生感染，这充分表明完整的皮肤具有一定抵抗感染的能力。在皮肤角质层的表面，皮肤皮脂腺分泌的皮脂、角质细胞产生的脂质及汗腺分泌的汗液等融合而形成的一层膜，叫皮脂膜。这层薄薄的皮脂膜可以防止外界水分及某些物质的大量透入，润泽皮肤并锁紧水分。因为皮脂膜是由皮脂和水分乳化而成的，脂质部分能有效滋润皮肤，使皮肤柔韧、滑润、富有光泽；皮脂膜中的水分可使皮肤保持一定的湿润，防止干裂。我们在空调房、烈日下等干燥的环境中，皮肤是非常容易脱水的，这层皮脂膜可以锁住皮肤表面的水分，减少水分蒸发。狂风持续吹打、补水不足，或清洁不当时，这层脂膜也很容易被破坏掉。一旦皮脂膜遭到破坏，本来应该饱满且结构致密的皮肤就会变得干燥，出现瘙痒甚至蜕皮，皮肤对气候等因素的反应力也随之减弱，极易引起皮肤红肿、局部泛红，甚至出现敏感现象，进而导致皮肤损伤后的色素沉着。

呼吸道黏膜的纤毛齐刷刷地、不停地向上摆动，可以将灰尘、细菌等从咽喉部排出去。健康完好的黏膜有抗感染的能力，但是每年冬春之际，气候寒冷干燥，若支气管黏膜受到损伤，病原体则特别容易侵入人体引发感染，从而使人患上呼吸道疾病。

此外，眼、口腔、支气管、泌尿道等部位的黏膜，经常有泪液、唾液、支气管分泌物或尿液冲洗，可排出外来侵入的病原体。当分泌或排泄功能出现障碍时，病原体排出减少，容易造成局部感染。正常情况下，角膜上面有一层由油脂、水和黏蛋白组成的薄薄的泪膜。泪膜的主要来源是上下睑内层的睑板腺分泌的油脂和泪腺分泌的泪液。到了一定年纪、用眼过度等都有可能造成泪膜稳定性下降，引起角结膜干燥，继而引起眼睛干涩、疲倦，有异物感、灼热感、痛感，怕风、畏光；比较严重的患者可表现为眼睛红肿、充血、角膜上皮有丝状物黏附，损伤持续则会造成角膜、结膜病变，进而影响视力。每一次眨眼，眼睛都可以对泪膜进行补充和更新，以维持泪膜的完整。所以现在很多眼科医生建议：观看屏幕 20 分钟，眼睛移开望远到 20 英尺远处，也就是 6 米左右的地方，坚持 20 秒钟以上，也就是所谓的"20—20—20"的解决方案。

（二）化学屏障

什么是化学屏障呢？化学屏障指的是皮肤和黏膜的分泌物中含有多种杀菌和抑菌的物质所组成的屏障。正常情况下，皮脂膜的 pH 值维持在 4.5 ~ 6.5，呈弱酸性状态，以保持皮肤的健康。例如，皮脂腺分泌的脂肪酸、汗液中的乳酸均有一定程度的杀菌作用，因此我们日常洁面或是洗澡的时候不能用过热的水、不能洗太长的时间，也不能太频繁，以免破坏皮肤表面的化学屏障。

胃酸能杀灭吞入胃中的多种病原体，因而胃液缺乏时可增加机体对胃肠道致病菌的易感性。胃酸分泌不足时，胃蛋白酶无法产生，会影响胃中蛋白质的消化，也会进一步影响到肠道中蛋白质的消化及氨基酸的吸收利用。

阴道上皮细胞中的糖原被乳酸杆菌酵解，使阴道 pH 值呈酸性，能有效地防止酵母菌类、厌氧菌和革兰阳性菌的定居繁殖。通常情况下，日常护理不建议用阴道清洗液冲洗阴道。

（三）微生物屏障

上呼吸道、消化道和泌尿生殖道的黏膜上寄生着众多的不同种类和数量的微生物。在正常情况下，这些微生物对人体不仅无害，还能发挥有益的作用。这样的微生物种群，被称为正常菌群。

毫不夸张地说，一个成年个体是由大约 10% 的人体细胞加上 90% 的微生物组成的，其中 90% 的微生物菌落存在于肠道。据推测，一个正常成人体内，肠道内的细菌总重量可达 1 ~ 1.5kg。最初胎儿在母亲子宫内时，肠道中几乎是没有细菌的。而人类从出生开始，大量的微生物就成群结队、通过各种途径先后潜入，然后在肠道内定居下来，形成了新生儿最初的肠道菌群。这些细菌，有些只是暂时停留；而有些与人类长期相互适应以后，形成伴随一生的共生关系。

按不同的生理功能，肠道细菌可分为三大类：

1. 共生菌

共生菌，又称正常菌群，是肠道菌群的主体（占肠道菌群数量的 99% 以上），它们能产生有益物质保护人类健康，如双歧杆菌、乳酸杆菌等。

正常菌群在人体的特定部位定植生长后，对其他的菌群有生物拮抗的作用。正常菌群通过与黏膜上皮细胞的紧密结合"占领位置"，这些部位的正常菌群数量很大，在营养竞争中处于优势，并通过自身代谢来改变环境的酸碱性，由此可以抑制外来菌的生长。例如，双歧杆菌将糖分解后产生乳酸和醋酸，使肠道呈酸性，能抑制由有害细菌引起的异常发酵，还能够刺激肠蠕动，改善便秘。

正常菌群的存在影响着生物体的物质代谢与转化。人体内蛋白质、碳水化合物、脂肪及维生素的合成，胆汁的代谢、胆固醇的代谢及激素转化都有正常菌群的参与。例如，双歧杆菌在人体肠道内分解糖后可产生乳酸和醋酸，能提高钙、磷、铁的利用率，促进铁和维生素 D 的吸收；在乳制品发酵过程中可以产生乳糖酶，帮助人体消化乳糖；还能抑制腐败菌生长，减少其代谢产物中的氨、硫化氢等有害物质的生成。

2. 条件致病菌

条件致病菌，数量较少。平日里多处于潜伏状态而不作恶，但有机会"作案"时也绝不"心慈手软"，如肠球菌。

肠球菌是引起患者院内感染的重要致病菌，由于其本身固有的耐药性，一旦引起感染，其后续治疗十分困难。肠球菌不仅可引起尿路感染、皮肤软组织感染，甚至可引起危及生命的腹腔感染、败血症、心内膜炎和脑膜炎。

3. 致病菌

致病菌一般不会常驻在肠道内。如果不小心食入太多常会引起比较严重的肠道疾病，甚至出现全身疾病症状，常见致病菌有沙门氏菌等。

正常菌群可阻止或限制其他外来微生物的定居和繁殖，以生物拮抗作用保护机体。但不幸的是，随着年龄的增长，体内的有益菌数量会逐渐减少，特别是双歧杆菌，而有害菌的数量则会不断上升，如产气荚膜梭菌、艰难梭菌等。艰难梭菌属于厌氧性细菌，是造成院内腹泻的代表致病菌。过度服用某些抗生素可导致艰难梭菌菌群的生长速度加快，这必然会影响肠道中其他正常细菌，引发腹泻或者伪膜性肠炎。

临床上长期大量使用广谱抗生素，会导致机体中的正常菌群失调继而发生菌群失调症。应用一个周期的抗生素治疗后，机体的菌群常常需要花很长时间才能恢复当初的多样性。因此，我们要养成良好的用药习惯，普通感冒不要乱服抗生素。

皮肤表面的微生物群落包括葡萄球菌、类白喉棒状杆菌、铜绿假单胞菌、丙酸杆菌等。它们参与皮肤细胞代谢，起到了免疫和自净的作用。

阴道常驻菌有乳杆菌、表皮葡萄球菌、大肠埃希菌（大肠杆菌）等。乳杆菌黏附在阴道黏膜上皮细胞上，使阴道维持酸性环境，对大肠杆菌、类杆菌、金黄色葡萄球菌有抑制作用，对于保护女性健康和妊娠期胎儿的健康有着重要的意义，也是重要的生物屏障。

此外，在外耳道、眼结膜、鼻咽腔、泌尿道等部位都会有正常菌群的分布。

正常菌群与宿主间或各正常菌群间的平衡被打破，就会出现菌群失调，严重时会引起二重感染。这种状况往往出现在长期大量使用抗生素或免疫抑制剂、内分泌异常、手术或外伤使机体免疫力下降时，是平时对机体无致病性的正常菌群或外源性微生物造成的机会性感染，这种感染也常并发于获得性免疫缺陷综合征（AIDS）。

（四）局部屏障

局部屏障是器官、组织内血液与组织细胞之间进行物质交换时所经过的多层屏障性结构，根据所在器官部位的不同可分类如下。

1. 血脑屏障

介于血液与脑组织之间，由软脑膜、脉络丛的脑毛细血管壁和血管壁外的星形胶质细胞构成（图 2-1），该屏障结构能阻挡血液中的病原体及其毒性产物

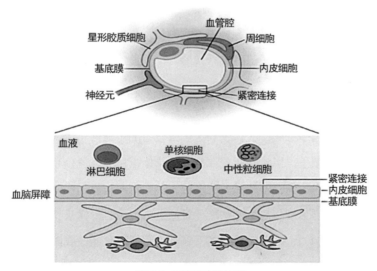

图 2-1　血脑屏障结构图

进入脑组织及脑室，从而保护中枢神经系统。血脑屏障随着个体的生长发育而逐渐成熟，婴幼儿血脑屏障尚未发育完善，因此就更容易发生中枢神经系统感染，如脑膜炎、脑炎等。

2. 血胎屏障

由母体子宫内膜的基蜕膜和胎儿的绒毛膜滋养层细胞共同构成。正常情况下可防止母体中的病原体及其有害产物进入胎儿体内。在妊娠的早期，血胎屏障发育还不够完善，如果母体被某些病毒感染（如风疹病毒、巨细胞病毒、单纯疱疹病毒等），病毒有可能通过血胎屏障入侵胎儿，造成胎儿畸形、流产或死胎。

3. 其他局部屏障

（1）血胸腺屏障：位于胸腺组织中，维持胸腺内环境的稳定。

（2）气血屏障（又称呼吸膜）：位于肺泡中，它的功能是使肺泡与毛细血管血液内的氧气和二氧化碳顺利完成交换，并有防御病原体入侵的作用。

（3）血尿屏障（又称滤过膜）：是肾小球发挥滤过功能的结构基础。

（4）血睾屏障：位于睾丸曲细精管生精上皮内，可阻挡血浆和淋巴液中的某些有害物质的入侵，使精子在成熟过程中免受伤害；同时，血睾屏障又能阻止精母细胞、精细胞和精子这些隐蔽抗原与个体免疫系统接触，因此通常不会发生自身免疫反应。

综上所述，外源致病菌或异物入侵人体必须越过各种各样的屏障。当屏障结构由于某些原因受损时，人体受到致病菌侵害的可能性将大大增加。正常情况下，脑组织、精子、甲状腺球蛋白及眼晶状体蛋白等与免疫系统相对隔离，被称为隐蔽的自身抗原，不能激发免疫应答。当相应部位的屏障结构被感染、外伤或者手术等因素破坏后，这些成分可以进入血流，暴露于免疫系统，引起自身免疫应答。例如，临床上的交感性眼炎，一只眼穿通伤或内眼手术后出现双侧肉芽肿性葡萄膜炎。受伤的眼睛被称为诱发眼，未受伤的眼睛被称为交感眼。交感性眼炎发病在外伤后的潜伏时间，短者几小时，长者可达 40 年以上，最高发的时间是在受伤后 4 ～ 8 周。特别是存在睫状体损伤或伤口内有葡萄膜嵌顿，或眼内有异物时更容易发生。

二、固有免疫细胞

参与固有免疫应答的细胞有很多种，包括中性粒细胞、单核 – 巨噬细胞、嗜酸性粒细胞、嗜碱性粒细胞、肥大细胞、自然杀伤细胞、NKT 细胞、γδT 淋巴细胞、B1 细胞、树突状细胞等。

（一）中性粒细胞

中性粒细胞又称多形核白细胞，为球形，表面有许多突起，胞核为 3 ～ 5 个小叶。中性粒细胞来源于骨髓，产生速率极高；是外周血中含量最多的白细胞，占外周血白细胞总数的 50% ～ 70%；寿命短，其在血液中的平均寿命约 5.4 天，更新快。中性粒细胞的胞浆中有很多颗粒，可以分为两类：主要的一类被称为特殊颗粒，内含溶菌酶、胶原酶、弹性蛋白酶等，既不能被碱性也不能被酸性染剂染色，这也是其被定名为中性粒细胞的缘由；另一类为嗜天青颗粒，含防御素、组织蛋白酶抑制素等杀菌物质。

在早期炎症反应中，中性粒细胞有很强的趋化作用，可以迅速穿过血管内皮细胞迁移到感染的部位，对侵入的病原体发挥吞噬、杀伤和清除作用，而且其进入组织后不再返回血液中。吞噬了病原体的中性粒细胞要么被巨噬细胞吞噬，要么变性坏死成为脓细胞，如果一个中性粒细胞没有趋化到感染部位，最终就会发生凋亡，被肝或脾中的巨噬细胞吞噬。

什么原因可以引起中性粒细胞增多呢？我们发烧后经常去医院抽血检查血常规，细菌感染是引起中性粒细胞增多最常见的原因，如化脓性球菌和一些杆菌引起的局部或全身性细菌感染。一般情况下，全身性感染较局部感染、重症感染较轻症感染引起的中性粒细胞增高明显。另外，我们有时候腹泻，大便性状异常的时候，也会去医院化验大便，其中大便常规里的检测就包括白细胞计数。正常大便中没有白细胞，如果肠道存在炎症，则大便中白细胞增多，其数量多少与炎症轻重及部位有关。出现结肠炎症如细菌性痢疾时，白细胞会大量出现在大便常规标本中，甚至充满显微镜视野，并可以看到退化的白细胞，还可见到边缘已不完整或已破碎、细胞核不清楚、成堆的脓细胞。严重外伤、较大手术创伤、大面积烧伤、组织坏死等也可查见中性粒细胞增多。

（二）单核－巨噬细胞

单核－巨噬细胞包括血液中的单核细胞和定居在组织器官中的巨噬细胞。巨噬细胞有两种来源：一种来源是胎儿发育过程中卵黄囊或胎肝的前体细胞，是定居在各个组织的长寿命的巨噬细胞，如脑中的小神经胶质细胞、肺中的肺泡巨噬细胞；另一种是成体骨髓来源的前体细胞，其受单核－巨噬细胞集落刺激因子刺激而发育为单核细胞，进入血液循环，随后迁移入组织，进一步发育成熟为巨噬细胞。

巨噬细胞几乎分布于机体的各种组织中，能对感染做出迅速反应。巨噬细胞和中性粒细胞合称吞噬细胞，是病原体突破皮肤黏膜屏障后最先做出防御反应的细胞，但巨噬细胞持续作用的时间更长，而且巨噬细胞是专职抗原提呈细胞，在适应性免疫中也起着重要作用。

巨噬细胞的主要功能有吞噬并杀伤致病原体，吞噬清理死亡、凋亡或受损的宿主细胞，促进组织修复，分泌细胞因子参与炎症反应及协调其他免疫细胞。巨噬细胞作为抗原提呈细胞把抗原提呈给 T 细胞。

巨噬细胞膜表面表达了很多种受体，包括清道夫受体、甘露糖受体、Toll 样受体等模式识别受体（pattern recognition receptor, PRR），以及抗体受体、补体受体等。巨噬细胞通过表面受体识别病原体（图 2-2）。巨噬细胞接触不同的抗

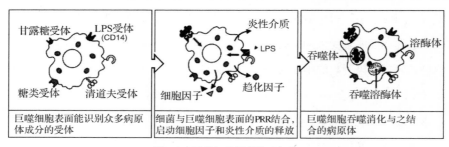

图 2-2　巨噬细胞吞噬处理细菌

原或者细胞因子的刺激信号，可以识别、吞噬、杀伤入侵病原体，并清理受损机体细胞。巨噬细胞的杀菌机制主要包括：通过呼吸爆发产生活性氧（ROS）；产生一氧化氮；抗菌肽、抗菌酶的作用。慢性肉芽肿病患者 NADPH 氧化酶基因有遗传缺陷，导致患者体内吞噬细胞对某些致病菌的清除能力低下，易患化脓性淋巴结炎、鼻炎、鼻窦炎，以及肺、肝、神经系统、心包等的化脓性炎症。

（三）嗜酸性粒细胞

嗜酸性粒细胞主要分布于呼吸道、消化道和泌尿生殖道的黏膜组织中，因内含嗜酸性颗粒而得名。颗粒中含有多种酶类，如过氧化物酶、酸性磷酸酶、组胺酶等。嗜酸性粒细胞能在超敏反应和寄生虫感染时被募集到炎症或感染部位；能借助抗体与某些寄生虫表面结合，释放颗粒内物质，杀灭寄生虫；能释放组胺酶灭活组胺，减弱 I 型超敏反应。因此，嗜酸性粒细胞具有抗过敏和抗寄生虫作用。

（四）嗜碱性粒细胞和肥大细胞

嗜碱性粒细胞是正常人外周血中含量最少的白细胞，主要存在于血液中。其形态、功能与肥大细胞类似，细胞膜表面表达高亲和力的 IgE 受体，参与 I 型超敏反应和抗寄生虫免疫。

肥大细胞主要存在于皮肤和黏膜组织，而不是外周血中。肥大细胞胞质中有大量的小囊泡，内含组胺等介质。当肥大细胞表面的 IgE 结合抗原而发生交联时，活化的肥大细胞脱颗粒释放出大量预存的组胺等介质，同时合成并分泌白三烯、前列腺素 D_2、血小板活化因子等，可以引发 I 型超敏反应；也能促进肠道的蠕动而辅助寄生虫的排出、趋化募集嗜酸性粒细胞对寄生虫进行直接杀伤等。

（五）自然杀伤细胞

自然杀伤细胞（NK 细胞）主要具有抗病毒、抗胞内寄生菌及抗肿瘤的作用。NK 细胞占血液及脾中单个核细胞的 5%～15%，在肝及妊娠子宫中含量较多。

NK 细胞的杀伤作用出现早，是机体早期抵抗病毒感染的重要成分。NK 细胞杀伤活性不依赖抗体，因此称为自然杀伤性细胞。NK 细胞的作用机制有直接杀伤受感染靶细胞和分泌干扰素（IFN-γ）两种方式。NK 细胞对靶细胞的直接杀伤作用机制为分泌穿孔素和颗粒酶。穿孔素的作用是辅助颗粒酶进入靶细胞胞质，而颗粒酶通过一系列级联反应可诱导靶细胞凋亡。NK 细胞还可以表达 Fas 配体（FasL），结合靶细胞表面的 Fas 受体，经过一系列级联反应进而诱导靶细胞凋亡。NK 细胞分泌的 IFN-γ 可以激活巨噬细胞，增强巨噬细胞对感染靶细胞的清除作用。

NK 细胞被称为自然杀伤细胞，那么它是不是平时就随意、自然地去杀伤细胞呢？万一伤及我们机体的正常细胞怎么办？这点大家不用担心，因为 NK 细胞表面同时表达活化性受体和抑制性受体两组受体。概括来说，NK 细胞的活化性受体可以识别感染、损伤、需要清除的机体细胞，而抑制性受体可以识别健康、正常、需要保护的机体细胞。两种受体识别靶细胞表面的分子后，分别通过细胞内不同的信号通路传递活化性信号和抑制性信号。而 NK 细胞最终是否执行"杀伤细胞"功能是由这两种受体信号间的平衡决定的。

（六）树突状细胞

树突状细胞（dendritic cells，DC）是最重要的专职抗原提呈细胞，因其成熟时伸出许多树突样或者伪足样突起而得名。DC 广泛分布于机体，主要位于皮肤和各种器官的间质中。DC 可以诱导体内大部分初始淋巴细胞的活化，从而将固有免疫和适应性免疫有机联系起来。

三、固有免疫分子

什么是固有免疫分子呢？参与固有免疫的除了大的屏障结构、不同种类的细胞外，还有一些分子，称为固有免疫分子。固有免疫分子主要包括补体系统、细胞因子、抗菌肽、抗菌酶、急性期蛋白，以及天然抗体等。

（一）补体系统

19 世纪末，比利时科学家 Jules Bordet 通过实验发现，新鲜免疫血清中存在一种不耐热的成分，这种成分能够辅助特异性抗体介导的溶解细菌的作用。同时期的科学家 Paul Ehrilich 认为这种因子是抗体发挥溶解细胞作用的必要补充条件，因此称其为补体（complement，C）。

经过若干科学家多年的研究发现，补体并非单一的成分，而是一个高度复杂的生物反应系统。补体系统包括 30 多种成分，它们广泛存在于人和动物的血清、组织液和细胞膜表面。人类胚胎在发育早期就可以合成各种补体成分，出生后 3 ~ 6 个月就达到成人的补体水平。机体的多种组织细胞都能够合成补体，如肝细胞、单核 - 巨噬细胞、内皮细胞和上皮细胞等。其中肝细胞和巨噬细胞是产生补体的主要细胞，约 90% 的血清补体成分由肝脏合成。补体的代谢率极快，每天大约有一半血浆补体被更新。

补体系统这么多成分要执行有效的功能，绝对不能杂乱无章。事实证明，补体系统是具有精密调控机制的蛋白质反应系统。正常情况下，多数补体成分以非活化的形式存在，某些因素引起补体活化后产生的相应补体组分就具有了生物活性。补体的活化过程就像一系列级联瀑布式的酶解反应。补体的性质非常不稳定，有些补体对热不稳定，56℃加热 30 分钟就可以被灭活。另外，补体激活过程中生成的某些中间产物也极不稳定，这就成为补体级联反应中非常重要的自限因素。因此，我们也不用过分担忧人体血循环中是否会持续不断地发生过强的补体自发性激活。

抗原 - 抗体复合物和多种病原体可以通过三条既独立又交叉的途径来激活补体（图 2-3）。补体系统是机体固有免疫防御的重要组成部分，也是机体发挥体液免疫效应的主要机制之一。同时，补体系统可以对免疫系统的功能产生一定的调

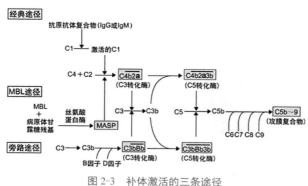

图 2-3　补体激活的三条途径

节作用。当然，事物通常具有两面性，补体也不例外，补体系统的激活也可以引起过度的炎症反应，造成组织损伤。

归纳起来，补体系统的功能可分为两大方面：一是补体系统在细胞膜表面激活后，形成攻膜复合体（membrane attack complex，MAC），能够导致细胞溶解；二是补体激活过程中产生的多种裂解片段，可以介导一系列生物学效应。

1. 溶解细胞的作用

补体系统激活后在靶细胞表面形成的 MAC 可以插入膜中，通过破坏靶细胞表面的脂质双分子层而形成"渗漏斑"，或形成穿膜的亲水性孔道，这样的破坏结构可以短时间内形成若干个，使得小的可溶性分子、离子以及水分子可自由透过胞膜，但蛋白质之类的大分子却难以从胞浆中逸出，最终导致靶细胞内渗透压降低，细胞溶解（图 2-4）。此外，还可能使致死量的钙离子被动向靶细胞内弥散，并最终导致细胞死亡。MAC 可以溶解红细胞、血小板和有核细胞；可以参与宿主抗细菌（革兰阴性菌）、抗病毒（有包膜病毒）及抗寄生虫感染等重要防御机制。在没有抗体存在的情况下，某些微生物也可激活补体系统而被溶解，这样的激活机制对于机体抵御奈瑟菌属的感染具有非常重要的意义。因此，肩负这么重要责任的补体系统一旦出现缺陷，机体就很容易受到病原体的威胁。

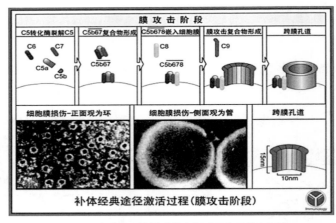

图 2-4　攻膜复合物形成并在脂质双分子层上打孔

2. 调理作用

补体系统激活过程中产生的部分活性片段也是非常重要的调理素。C3b、C4b 可与中性粒细胞或巨噬细胞表面相应受体结合而促进其吞噬作用。因此，在细菌表面发生的补体激活，可促进细菌与吞噬细胞黏附，并被吞噬及杀灭。补体的调理作用是机体抵御全身性细菌或真菌感染的主要防御机制之一。

3. 清除免疫复合物和凋亡细胞

血液循环中的抗原 - 抗体复合物可激活补体系统，补体的某些片段与免疫复合物中的抗体结合后，免疫复合物可借助补体片段与表达相应补体受体的红细胞、血小板黏附，将免疫复合物转运至肝脏、脾脏内，被脏器内的巨噬细胞清除。由于表达该补体受体的红细胞和血小板数量巨大、运转速度极快，因此其是清除免疫复合物的主要参与者。

在生理条件下，机体每天会产生很多凋亡细胞，这些细胞表面表达多种自身抗原，若不能及时有效地被清除，积累到一定程度，可能引发自身免疫性疾病。多种补体成分均可识别和结合凋亡细胞，并通过与吞噬细胞表面相应受体相互作用而清除这些细胞。

4. 炎症介质作用

补体活化过程中可产生多种具有炎症介质作用的活性片段，这些物质又被称为过敏毒素。C3a、C5a 可与肥大细胞或嗜碱性粒细胞等细胞表面的受体结合，触发这些细胞释放颗粒。颗粒内含有组胺和其他生物活性介质，可增强血管通透性并刺激平滑肌收缩，引起局部炎症反应。此外，补体某些片段对中性粒细胞等有很强的趋化活性，还可诱导血液循环中的中性粒细胞表达黏附分子，迁移到需要它们发挥作用的"战场"。

正常情况下，补体系统激活受到严密调控，从而有效地维持机体处于平衡的稳态。因此，补体缺陷、功能障碍或过度活化与多种疾病的发生和发展密切相关。遗憾的是，几乎所有的补体蛋白成分都可发生遗传缺陷。由于补体缺陷，使补体系统不能被激活，导致患者对病原体易感，并对体内免疫复合物产生清除障碍而出现某些自身免疫性疾病。遗传性血管神经性水肿症，就是一种较为常见的补体缺陷病，为常染色体显性遗传。本病85%的患者缺乏一种补体调节成分——C1抑制物（C1INH）。由于C1INH缺陷，机体内会得到很多具有激肽样活性的片段，使血管扩张、毛细血管通透性增加，引起局限性的皮肤和黏膜水肿，并可累及全身各部位。常见的临床表现为皮下水肿和胃肠道水肿引起的相关症状，若引起严重的喉头水肿，可导致患者窒息死亡。

（二）细胞因子

细胞因子，是机体受多种刺激后由白细胞或其他多种细胞分泌的小分子多肽或糖蛋白。细胞因子通过与其对应的受体结合，发挥一系列生物学效应，如调节细胞生长、分化、成熟，维持功能，调节免疫应答，参与炎症反应、创伤愈合和肿瘤消长等。

细胞因子的种类非常多，因此，目前还没有完全统一的分类方法。比较公认的是按照结构和功能进行分类，包括白细胞介素、干扰素、肿瘤坏死因子、集落刺激因子、生长因子、趋化因子等。细胞因子没有预先储存，"现做现用"，经过抗原等适当信号刺激后迅速合成。通常免疫细胞在 6 ~ 8 小时后便能合成细胞因子，于 24 ~ 72 小时合成水平达到最高。细胞因子一旦合成便分泌到细胞外去发挥生物学作用，刺激消失后其合成迅速停止，并很快被降解。众多细胞因子在体内构成一个十分复杂的细胞因子调节网络。

不同免疫器官或者同一个免疫组织不同位置的免疫细胞之间怎么沟通信息呢？相邻的细胞，毋庸置疑至少可以通过细胞膜上的蛋白直接接触传递信息，那么稍微有点距离的怎么办呢？这便可以利用细胞因子发挥作用了。细胞因子可以吸引免疫细胞奔赴感染部位、吞噬损伤的细胞，甚至穿过血管壁的内皮细胞间隙抵达"战场"。

当然，战场通常是会留下痕迹的，细胞因子可以令机体局部肿胀、发热及疼痛。如果免疫系统被激活到极限程度或者失去控制，它就会伤害宿主，这种极端的免疫攻击，被称为"细胞因子风暴"。细胞因子风暴是一种求助信号，目的是让免疫系统在一段时间内火力全开。这最后一招自杀式的攻击能够损伤病原体，但也会留下一大堆附加伤害。"细胞因子风暴"使血管壁通透性增加，因此伤及的动脉、静脉和毛细血管都开始渗出血液；"细胞因子风暴"还会引发一氧化氮的大量释放，会进一步稀释血液并破坏血管，导致患者死于某种类似严重感染性休克的问题。一般在禽流感、埃博拉病毒感染的最后阶段，"细胞因子风暴"将扮演"夺命杀手"的角色，因其能够触发免疫系统对身体的猛烈攻击。

（三）抗菌肽

抗菌肽，是具有抗菌活性短肽的总称，是一种进化上很古老的抵御病原体入侵的短肽。哺乳类生物机体内主要有两种重要的抗菌肽：防御素、组织蛋白酶抑制素。

1. 防御素

防御素是一类由 29 ~ 34 个氨基酸构成的阳离子短肽，是一类古老且进化保守的抗菌肽，哺乳类、昆虫、植物等多种真核生物都可以产生。哺乳类生物机体中的防御素可由黏膜表面的上皮细胞、中性粒细胞、自然杀伤细胞、细胞毒性 T 细胞等分泌。防御素有多种作用方式，主要通过其疏水区插入细胞膜的磷脂双分子层，进而破坏革兰阳性菌、革兰阴性菌、霉菌的细胞膜及一些被膜病毒的外膜。

2. 组织蛋白酶抑制素

组织蛋白酶抑制素由中性粒细胞、巨噬细胞，以及皮肤、消化道和呼吸道的上皮细胞合成，其先以前体的形式存在，后被蛋白酶分解为两个具广谱抗菌活性的多肽。

（四）抗菌酶

抗菌酶包括溶菌酶和分泌型磷脂酶 A_2 等。

1. 溶菌酶

溶菌酶为不耐热的低分子量碱性蛋白，存在于组织和体液中，多分布在眼泪、

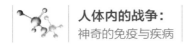

乳汁、唾液、肠道及吞噬细胞溶酶体颗粒中。溶菌酶能直接水解革兰阳性菌细胞壁黏肽层中某些分子间的连接，破坏细胞壁，使细菌崩解。在抗体存在的情况下，脂多糖及脂蛋白受到破坏时，溶菌酶更能发挥作用，因此在抗体、补体、溶菌酶共同存在时，其溶菌作用更为明显。

2. 分泌型磷脂酶 A_2

分泌型磷脂酶 A_2 是一种碱性蛋白，存在于泪液、唾液中，可以穿过细菌细胞壁水解细胞膜的磷脂双分子层，从而杀死细菌。

（五）急性期蛋白

感染、烧伤、大手术、炎症、组织损伤等应激可诱发机体产生快速反应，活化的巨噬细胞分泌的 TNF-α、IL-1、IL-6 等细胞因子可以随血液循环作用于肝细胞。肝细胞加紧生产急性期蛋白，最终导致机体体温升高、血糖升高、分解代谢增强、负氮平衡及血浆中某些蛋白质浓度的迅速变化等，这种反应称为急性期反应。总体来讲，急性期蛋白的生物学功能涉及抑制蛋白酶、清除异物和坏死组织、抗感染、抗损伤、结合运输等。

急性期蛋白也是多种多样的，包括 C-反应蛋白、甘露糖结合凝集素、纤维蛋白原等。其中纤维蛋白原参与凝血反应，C-反应蛋白、甘露糖结合凝集素可以识别细菌表面的特殊成分，调理细菌被吞噬，并活化补体级联反应。

C-反应蛋白（CRP）是第一个被认定的急性期蛋白，在临床实验室检查中应用最为广泛。1941 年 Avery 等发现在急性炎症病人血清中出现的可以结合肺炎球菌细胞壁 -C- 多糖的蛋白质，命名为 C- 反应蛋白。作为急性期反应的一个非常灵敏的指标，血浆中 CRP 浓度在急性心肌梗死、创伤、感染、炎症、肿瘤浸润时显著增高，因此临床上常检测 CRP 作为评估炎症类疾病活动性的指标。涉及自身免疫病的系统性红斑狼疮、风湿病，可以监测 CRP 的浓度作为病情观察指标。

（六）天然抗体

在未经明显抗原刺激的情况下，正常人体血清中就存在低水平 IgM 和 IgG

抗体，被称为天然抗体。这些抗体能识别并中和感染因子，据推测，它们可能是由于人体长期暴露于环境中的潜在致病菌所产生的。

第二节　固有免疫系统的识别及识别后的反应

一、固有免疫系统的识别

固有免疫系统的细胞可以主动识别并消灭掉病原微生物，这究竟是怎样的机制呢？实际上，在进化过程中固有免疫系统形成了识别病原微生物及其产物的保守结构的受体，这种识别受体称为模式识别受体（pattern recognition receptor，PRR），被识别的保守结构称为病原相关分子模式（pathogen associated molecular pattern，PAMP）。PRR 如同天然免疫的眼睛，监视与识别各种不同的疾病相关分子（PAMP），是机体抵抗感染性疾病的第一道屏障。

模式，顾名思义就是具有一定的共性：PAMP 只为病原微生物所具有，宿主通过 PRR 对它的识别从而实现辨别对象是自体的还是外来的；PAMP 在分子组成和构型上保守并且是病原微生物生存所必需的，它的突变对病原微生物来说会极大降低其适应性甚至是致死的；PAMP 通常为许多病原微生物所共有，宿主可以通过有限的几类自身编码的 PRR 来识别很多种类的病原微生物；PAMP 也通常是某一类病原微生物的分子标志，对于宿主来说不仅仅是感染信号，宿主还可以通过对它的识别来区分是哪类病原微生物感染，从而使宿主的免疫应答更加有效，更加有针对性。除此以外，固有免疫系统的 PRR 负责识别受损或死亡的宿主细胞所产生的特殊的内源性分子信号，这种信号被称为损伤相关分子模式（damage associated molecular pattern，DAMP）。

固有免疫系统的 PRR 通常在哪里表达呢？ PRR 通常可以表达在很多有吞噬功能的细胞膜表面、内体膜内表面或胞质中，也可以被分泌至胞外，存在于血清和体液中。常见的 PRR 包括 Toll 样受体（TLR）、NOD 样受体（NLR）、甘露糖受体、清道夫受体等。其中 Toll 样受体是一类分布广泛、进化保守的 PRR，

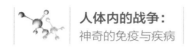

在细胞膜或内体膜内表面表达，识别多种病原微生物结构。

二、固有免疫应答的时相

初次感染时，固有免疫应答可分为以下三个阶段。

（一）瞬时固有免疫应答阶段

发生于感染 4 小时之内。皮肤黏膜及其分泌液中的抗菌物质和正常菌群作为体表屏障，可阻挡外界病原体的入侵及其对上皮细胞的黏附，具有瞬时免疫效应。当少量病原体突破机体的屏障结构，进入皮肤或黏膜下组织后，可被局部存在的巨噬细胞迅速吞噬清除。有些病原体如革兰阴性菌可通过直接激活补体旁路途径而被溶解破坏。部分补体活化产物可介导调理作用，显著增强吞噬细胞的吞噬杀菌能力。补体片段 C3a 和 C5a 可直接作用于肥大细胞，使之脱颗粒，释放血管活性物质和炎性介质，导致局部血管通透性增加。在感染局部产生的细胞因子和其他炎性介质的作用下，局部血管内的中性粒细胞可被活化，并迅速穿过血管内皮进入感染部位，发挥强大的吞噬杀菌效应。中性粒细胞浸润是细菌感染性炎症反应的重要特征。值得庆幸的是，通常绝大多数病原体的感染终止于此阶段。

（二）早期固有免疫应答阶段

发生在感染后 4 ~ 96 小时。在某些细菌成分的刺激下，感染组织中的巨噬细胞分泌细胞因子和趋化因子，血液中更多的中性粒细胞和单核细胞被迅速募集到炎症部位，并被活化，参与抗感染免疫应答。感染局部一刻不停歇，继续产生大量的细胞因子和其他炎性介质。另外，细胞因子 TNF、IL-1、IL-6 等积累达到一定的量，经过血液循环作用于肝细胞。肝细胞也会做出响应，产生急性期蛋白。急性期蛋白随血液循环到达感染组织，发挥抗原识别和调理作用，进一步增强机体固有免疫应答能力和炎症反应。此外，B1 细胞被某些细菌抗原（如脂多糖）刺激后，可在 48 小时内产生相应的以 IgM 为主的抗体，在血清补体的协同作用下，可对少数进入血液的病原体产生杀伤溶解作用。NK 细胞、γδT 细胞、NKT 细胞则可对某些病毒感染和胞内寄生菌感染的细胞产生杀伤破坏作用。

（三）适应性免疫应答诱导阶段

发生于感染 96 小时之后。此时，活化的巨噬细胞和树突状细胞作为专职抗原提呈细胞，可将摄入的外源性抗原或内源性抗原加工处理为小分子多肽，并以抗原肽 –MHC 分子复合物形式表达于细胞表面，同时表面协同刺激分子表达上调，为适应性免疫应答的启动做好准备。然后专职抗原提呈细胞按一定的路径，经过淋巴循环、血液循环进入外周免疫器官，通过与抗原特异性淋巴细胞之间相互作用，诱导适应性免疫应答的产生。

三、固有免疫的生物学意义

（一）固有免疫是机体的第一道防线

固有免疫的屏障结构可以初步将病原体阻挡于体外。固有免疫的细胞和分子在机体内分布广泛，能及时有效地识别"自己"和"非己"。固有免疫应答的启动和作用非常迅速，可在接触病原体即刻至 96 小时之内发挥作用。此时适应性免疫应答尚未形成。因而，固有免疫系统在抵御细菌、病毒和寄生虫感染，尤其是早期感染中具有重要作用。

（二）固有免疫清除受损、死亡和变异的机体细胞

固有免疫细胞如巨噬细胞，可通过识别损伤相关分子模式，清除受损、死亡的机体细胞，并促进组织重建与修复。固有免疫细胞如 NK 细胞等还具有抗肿瘤效应，参与免疫监视。

（三）固有免疫应答与适应性免疫应答关系密切

1. 启动适应性免疫应答

树突状细胞作为功能最强大的专职抗原提呈细胞，通过表面 PRR 识别病原体后，一方面摄取、加工抗原，以抗原肽 –MHC 分子复合物的方式表达在细胞表面提呈给 T 细胞，提供 T 细胞活化的第一信号；另一方面，在其细胞表面表达大量的协同刺激分子，为 T 细胞活化提供第二信号。在上述两种信号的作用下，初始 T 细胞被活化，从而启动适应性免疫应答。

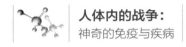
2. 影响适应性免疫应答的类型

树突状细胞等抗原提呈细胞分别通过 MHC Ⅰ类和Ⅱ类分子将内源性抗原和外源性抗原分别提呈给 CD8$^+$T 细胞和 CD4$^+$T 细胞，产生细胞毒性 T 细胞和辅助性 T 细胞两种应答方式不同的效应 T 细胞，进而针对抗原的类型产生截然不同的、高效的应答反应。另外，不同的固有免疫细胞通过表面 PRR 接受不同配体分子刺激后，可产生不同的细胞因子，环境中的这些细胞因子可影响辅助性 T 细胞亚型的分化，从而调节适应性免疫应答的类型。

3. 协助适应性免疫应答发挥免疫效应

体液免疫应答产生的抗体本身不能直接杀灭、清除病原体，只有在固有免疫细胞和分子的协助下，通过调理吞噬细胞、抗体依赖细胞介导的细胞毒作用（ADCC）等机制，才能有效杀伤和清除病原体。CD4$^+$Th1 细胞通过分泌多种细胞因子产生细胞免疫效应。多数细胞因子是通过活化吞噬细胞和 NK 细胞，使其吞噬杀伤功能增强，从而有效清除入侵的病原体的。

因此，固有免疫和适应性免疫互为依存、关系紧密，是高等生物免疫系统不可分割的"左右护法"。

（吕梅励）

第三章

‖ 敌我对抗的战役：
适应性免疫 ‖

对于生活在自然环境中的人类而言，外有病毒、细菌、真菌、寄生虫等病原体或其他异物伺机入侵；内有衰老、变性、突变的细胞、蛋白或其他异常自身成分等待清除。机体如果不能有效地应对这些内外危险因素，必将面临感染、肿瘤、超敏反应、自身免疫性疾病及其他一些疾病的严重威胁。

当一个国家面临外敌入侵的时候，这个国家的武装力量将肩负起保卫国家、消灭来犯敌人的重任。相似地，当机体面对各种致病危险因素威胁的时候，免疫系统将行使清除致病因素、维持机体内环境稳定的功能。在我们机体与各种致病因素的殊死战斗中，免疫系统就是保卫我们机体的武装力量。

一个国家的武装力量通常由非职业化的民兵组织和职业化的军队组成。免疫系统同样也由两部分组成：

一部分类似非职业化的民兵组织，我们称之为固有免疫或者天然免疫，也称非特异性免疫。固有免疫由黏膜上皮等各种屏障系统、固有免疫细胞及免疫分子组成。固有免疫的一些细胞并非专业的免疫细胞，如胃肠道黏膜的上皮细胞，除了形成紧密连接的上皮屏障外，还具有吸收营养物质、分泌黏液等其他功能。

另一部分则类似职业化的军队，我们称之为适应性免疫或者获得性免疫，也称特异性免疫。介导适应性免疫的是两种特定的淋巴细胞，一种是在胸腺中发育成熟的淋巴细胞，称之为 T 细胞；另一种是在骨髓中发育成熟的淋巴细胞，称之为 B 细胞。这两种淋巴细胞是参与适应性免疫的核心细胞。如同军队驻扎在特定的军营之中，T 细胞、B 细胞主要分布于外周免疫器官、组织之中，如脾、淋巴结及黏膜相关的淋巴样组织。它们在外周免疫器官中识别抗原（这里所谓的抗原，就是指那些入侵机体的病原体或是它们的某些组成成分，或者是异常的自身组织细胞及成分，也就是适应性免疫要消灭清除的敌人），从静息状态的 T 细胞、B 细胞活化增殖分化为具备强大战斗力的效应淋巴细胞，然后通过淋巴、血液循环，效应淋巴细胞或其产生的效应物质到达全身各处的组织中发挥免疫效应，清除入侵的病原体等抗原物质。

适应性免疫也可分为由 T 细胞介导的细胞免疫和由 B 细胞介导的体液免疫这两种不同的免疫应答类型。所谓细胞免疫，指的是由 T 细胞最后产生强大杀伤作用；体液免疫，指的是由 B 细胞分泌的抗体清除有害物质的过程。

适应性免疫的特点包括：

（1）特异性：特异性是适应性免疫最重要的特点，表现为对抗原的清除破坏具有明确的选择性。通常由什么抗原启动的免疫应答，最后产生的效应物质也就只针对这种抗原。例如，某种细菌刺激机体产生抗体，通常这种抗体也就只能特异性结合这种细菌，清除破坏这种细菌。

（2）记忆性：记忆性是适应性免疫的第二个重要的特点。之所以会有记忆性，是因为在 T、B 细胞发挥效应的过程中，产生了记忆性淋巴细胞。正是因为记忆性淋巴细胞的存在，我们在感染了某些细菌、病毒后，获得了对这些细菌、病毒持久的抵抗力，甚至有些是终身的抵抗力。

（3）效应物质可转移性：这一特点是指将效应性 T 细胞或者抗体分子，从一个机体转移到另一个机体内，它们同样可以发挥免疫效应。最常见的例子就是临床上使用来源于马的抗血清（其中含有特异性抗体）治疗人的一些疾病。

因为具有以上三大特点及其他一些特点，适应性免疫通常表现出比固有免疫更强大的免疫效应。

虽然适应性免疫比固有免疫更高效，但适应性免疫是在固有免疫的基础上进化而来的，不能离开固有免疫而单独存在。

当抗原物质侵入机体，启动适应性免疫，其过程一般可分为三个阶段，分别是识别阶段、活化增殖分化阶段、效应阶段。针对入侵的抗原，静息的 T、B 细胞在经历了前两个阶段后，最终发展成拥有千军万马的 T、B 细胞军团，在第三个阶段，T、B 细胞发挥强大的细胞免疫和体液免疫效应，破坏清除抗原。

下面我们就分别介绍这两个职业化军团的具体成长过程，以及他们最终如何有效地识别敌人、消灭敌人并使机体对之具有长久的抵抗力。

第一节　T 细胞介导的细胞免疫

　　T 细胞的"一生"，起始于骨髓。骨髓是 T 细胞的出生地，在骨髓中度过了"青少年"时光后，T 细胞投身军旅，先是在胸腺接受"新兵的训练"，经历层层考验成为一名合格的战士后，T 细胞离开胸腺驻守到分布于机体各处的大小"军营"之中，也就是脾、淋巴结、黏膜相关淋巴样组织中。当外敌入侵机体后，大部分 T 细胞将奔赴战场，到达敌人入侵的组织部位，与敌人进行殊死战斗，最终消灭敌人，在这一过程中，参加战斗的 T 细胞将战死沙场；少部分的 T 细胞转变成记忆性 T 细胞存活下来，从而使机体对来犯之敌具有了长久的抵抗力。

　　胸腺是 T 细胞发育成熟的场所，来自骨髓的早期未成熟 T 细胞在胸腺中历经 T 细胞抗原受体（TCR）的基因重排及表达、阳性选择、阴性选择（参考第一章胸腺部分）等过程，发育成为成熟的 T 细胞，成长为能够识别敌我，具有强大战斗力的 T 细胞军团中的一员。

　　T 细胞可分成两种不同的类型，一种是 CD4$^+$ 的辅助性 T 细胞（Th），这种 T 细胞犹如战场中的指挥官，通过指挥其他细胞，尤其是固有免疫细胞发挥作用；另一种是 CD8$^+$ 的细胞毒性 T 细胞（Tc/CTL），它们如同身怀绝技的刺客，可以直接"刺杀"异常的自身细胞。

一、识别敌人阶段

　　T 细胞膜上的 T 细胞抗原受体（TCR）如同 T 细胞的眼睛，T 细胞通过它来发现敌人。但 T 细胞天生是个"近视眼"，并不能直接"看到"入侵的敌人，T 细胞识别敌人需要另外一种叫树突状细胞的细胞帮助，树突状细胞犹如侦察兵，他们"埋伏"在敌人最常入侵的部位，如皮肤黏膜、脏器的间质，血液、淋巴等部位，当病原体等敌人从这些部位侵入机体时，就会被树突状细胞"俘虏"。捕获了抗原的树突状细胞转移进入外周淋巴组织，并在此处将抗原信息展示给 T 细胞，T 细胞这才能够通过 TCR 识别"展示"于树突状细胞表面的抗原信息，

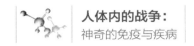
继而活化、分化成不同类型的效应 T 细胞。

树突状细胞将抗原捕获并将其信息提取出来交给 T 细胞识别的过程，在免疫学上对应一个专门的名词，叫"抗原提呈"。

抗原提呈中所谓的抗原信息，其实来自抗原中蛋白物质分解后的小片段，也叫抗原肽。树突状细胞内有专门降解抗原的细胞器，如蛋白酶体或者溶酶体。抗原的蛋白成分在这些部位被分解成小片段，然后结合到抗原提呈细胞自己合成的一种叫 MHC 的分子上，形成 MHC- 抗原肽复合物，这个复合物表达在树突状细胞的细胞膜上，就能被 T 细胞的 TCR 所识别了。

二、战斗力增强：活化增殖分化阶段

树突状细胞摄取抗原后，迁移至脾、淋巴结、黏膜相关淋巴样组织，在这些部位与 T 细胞"接头"，将来自抗原的信息传递给 T 细胞，这其中有两种信息对 T 细胞的活化特别重要，免疫学上分别称之为第一活化信号和第二活化信号。

第一活化信号：通过 T 细胞的 TCR 识别树突状细胞细胞膜上的 MHC- 抗原肽复合物而获得，T 细胞膜上的其他一些分子也参与这一过程。

第二活化信号：通过 T 细胞上的一种叫 CD28 的分子与树突状细胞上的一种叫 B7 的分子相互作用而获得。

在"双信号"的作用下，T 细胞活化，并开始增殖，细胞数量可成千上万倍增加。增殖后的 T 细胞进一步分化，产生不同的效应细胞，从而发挥不同的细胞免疫效应。部分活化增殖后的 T 细胞分化为长寿命的记忆性 T 细胞，记忆性 T 细胞的存在使适应性免疫具有了记忆性，也就是具有了长效性。

"双信号"对 T 细胞的活化是缺一不可的，其中第一信号来源于抗原，故称抗原特异性信号，第一信号决定了活化的 T 细胞是特异性针对该抗原的而不是针对其他抗原的，这是细胞免疫具有特异性的基础。而第二信号则被称为协同刺激信号，协同刺激信号主要的作用是保护活化后的 T 细胞不会被诱导进入"凋亡"。第一信号让 T 细胞能够在战斗中区别"敌我"，第二信号则让 T 细胞穿上"铠甲"，在战斗不容易"阵亡"。

三、战斗：效应阶段

犹如奔赴战场的战士，T 细胞活化分化为效应性 T 细胞后，离开外周免疫器官和组织，经过淋巴、血液的运输，最终穿过血管壁进入病原体入侵的组织部位，那里是 T 细胞发挥效应的战场。

（一）CD4⁺Th 细胞的效应

CD4⁺Th 细胞也称辅助性 T 细胞，在被不同类型的抗原刺激后，CD4⁺Th 细胞可以分化为 Th1、Th2 和 Th17 等不同亚群的效应细胞。Th 细胞如同战场中的指挥官，本身并不直接杀伤敌人，而是通过分泌各种细胞因子调动指挥其他细胞，尤其是固有免疫细胞发挥效应。细胞因子种类繁多、功能各异，通常由一些低分子量的蛋白组成，它们如同战场上的传令兵，将指挥官的命令传递给其他参加战斗的细胞，起到调兵遣将的作用。

1.Th1 细胞的效应

Th1 细胞针对的抗原主要是一些胞内病原体，如结核杆菌。Th1 细胞通过分泌肿瘤坏死因子（TNF），即一种与炎症发生有关的细胞因子，介导单核－巨噬细胞从血管中渗出到病原体入侵的组织部位，Th1 细胞再通过分泌 γ－干扰素，活化巨噬细胞，促进巨噬细胞吞噬并清除破坏病原体。

2.Th2 细胞的效应

Th2 细胞分泌的细胞因子主要包括白细胞介素 －4（IL-4）和白细胞介素 －5（IL-5）等。IL-4 可以诱导产生 IgE，这是一种与过敏反应有关的抗体分子，Th2 细胞在介导过敏反应中起重要的作用。IL-4、IL-5 可以介导嗜酸性粒细胞的渗出和活化，因为嗜酸性粒细胞对寄生虫有杀伤作用，故 Th2 细胞可在抗寄生虫感染中发挥效应。

3.Th17 细胞的效应

Th17 细胞分泌的细胞因子主要是 IL-17。IL-17 可以募集和激活中性粒细胞，参与炎症反应。此外，IL-17 还可以作用于一些黏膜上皮细胞，增强黏膜上皮的屏障功能，故对固有免疫有重要意义。

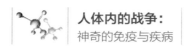

（二）CD8+Tc 细胞的效应

效应性 CD8+Tc 细胞是一种杀伤性 T 细胞，可以直接特异性杀伤异常的自身细胞，如病毒感染细胞、肿瘤细胞等。

与 CD4+Th 细胞在细胞免疫中一般起间接的辅助作用不同，作为 T 细胞中的"刺客杀手"，Tc 细胞手握三种致命的武器，对靶细胞可以"一击致命"。

1. 第一种致命武器——穿孔素

效应 Tc 细胞通过其 TCR 识别靶细胞后，Tc 细胞与靶细胞紧密接触在一起，Tc 细胞胞浆颗粒向接触面移动聚集，继而将颗粒中的物质释放出来。释放出来的物质中有一种物质叫穿孔素，这就是 Tc 细胞的第一种致命武器。穿孔素分子可以在靶细胞膜上聚合，形成孔道，犹如在靶细胞膜上钻了很多的小孔，细胞外的水分子、钙离子进入靶细胞内，导致靶细胞裂解。（图 3-1）

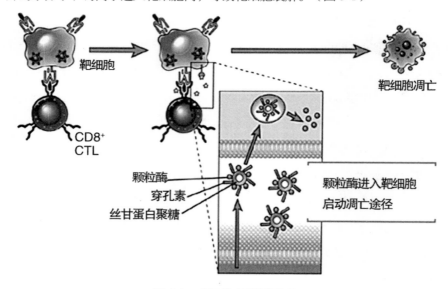

图 3-1　穿孔素 / 颗粒酶途径

2. 第二种致命武器——颗粒酶

从 Tc 细胞颗粒中释放出来的物质，除了穿孔素以外，还有另外一种物质，叫颗粒酶，是 Tc 细胞拥有的第二种致命武器。颗粒酶可以穿过穿孔素形成的小孔进入靶细胞内，激活凋亡相关的酶系统，从而导致靶细胞凋亡，细胞的凋亡也叫细胞的程序性死亡，是一种细胞的"自杀"过程，与细胞的坏死是不一样的。（图3-1）

3. 第三种致命武器——FasL

Tc细胞活化后，可在细胞膜上表达FasL分子，这个分子就是Tc细胞的第三种致命武器，它可以和靶细胞上表达的Fas分子相互作用，同样可以介导靶细胞凋亡，只是与颗粒酶介导的凋亡过程在激活相关的凋亡酶上有所差异。（图3-2）

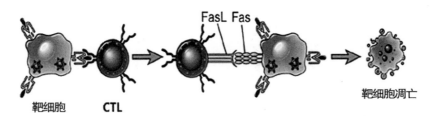

图 3-2　Fas/FasL 途径

第二节　B 细胞介导的体液免疫

适应性免疫的第二大军团是由B细胞组成的，B细胞活化、增殖后分化为浆细胞，其合成分泌的特异性抗体分子是体液免疫的效应物质。抗体这种分子主要存在于体液如血清之中，这也是体液免疫名称之由来。

B细胞的"成长"过程与T细胞有很多类似之处，最大的区别是B细胞在骨髓发育成熟，而T细胞在胸腺中发育成熟。

体液免疫和细胞免疫一样，其过程也可分为识别阶段、活化增殖分化阶段、效应阶段。

一、识别阶段：识别敌人

B细胞表面的B细胞抗原受体（BCR），是B细胞的"眼睛"，与T细胞不同，B细胞一点也不"近视"，它可以直接"看到"天然完整的抗原分子表面的某些

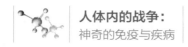

结构（免疫学上称之为抗原表位），所以 B 细胞识别抗原的时候不需要抗原提呈细胞的"帮助"。通过 BCR 识别抗原表位后，B 细胞获得活化的第一信号。B 细胞对抗原的识别如图 3-3 所示。

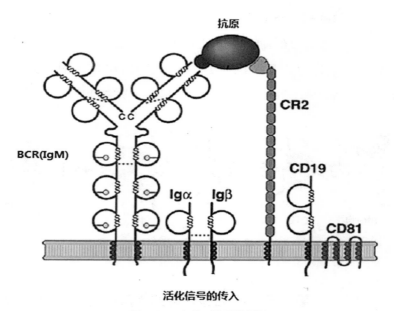

图 3-3　B 细胞对抗原的识别

　　虽然 B 细胞在识别抗原的时候不需要抗原提呈细胞的帮助，但 B 细胞活化过程中需要 CD4⁺Th 细胞的辅助。

二、活化增殖分化阶段：战斗力增强

　　这一阶段中的 Th 细胞如同 B 细胞的"保姆"，鞍前马后地"伺候"着 B 细胞。

　　T 细胞"伺候"B 细胞主要表现为以下两个方面：

　　（1）Th 细胞表达一种叫 CD40L 的分子，与 B 细胞膜上的一种叫 CD40 的分子作用后，为 B 细胞的活化提供了第二活化信号。

　　（2）Th 细胞分泌细胞因子，作用于 B 细胞，B 细胞增殖分化为抗体形成细胞，也就是浆细胞。（图 3-4）

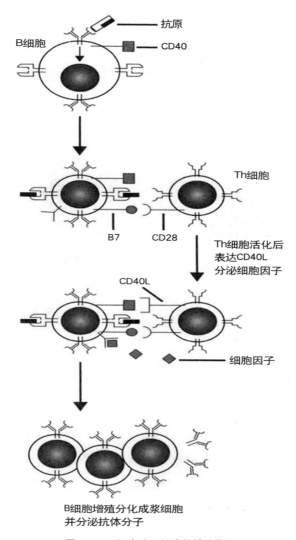

图 3-4 Th 细胞对 B 细胞的辅助作用

　　B 细胞在 Th 细胞的"伺候"下，增殖分化，在这一过程中，一小部分 B 细胞重新回到静息的小淋巴细胞状态，这就是所谓的记忆性 B 细胞，记忆性 B 细胞与记忆性 Th 细胞一起，共同维持体液免疫的记忆性。

　　但大多数 B 细胞在形态上出现明显的变化，变成所谓的"B 母细胞"，如

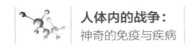

同怀孕后的女性，"B 母细胞"比静息状态的 B 细胞"胖"了很多，胞浆中出现大量的一种叫作内质网的结构，而内质网是细胞内合成蛋白的工厂，这种结构上的变化，有利于 B 细胞大量合成并分泌抗体分子，当 B 细胞开始分泌抗体分子的时候，"B 母细胞"摇身一变，就成了浆细胞。（图 3-5）

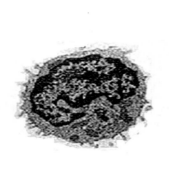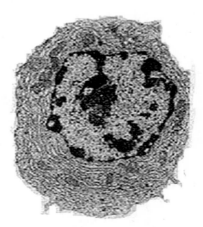

静息状态的B细胞　　　　　　　　　　　**浆细胞**

图 3-5 静息状态的 B 细胞与浆细胞的比较

三、效应阶段：战斗

体液免疫的强大武器是浆细胞合成、分泌的抗体分子，也称免疫球蛋白。抗体分子不能进入细胞，所以体液免疫针对的抗原物质一般都是存在于细胞外的病原体或异常的自身蛋白成分，所谓体液免疫的功能，其实就是指抗体分子的功能。

（一）体液免疫的强大武器——抗体分子的结构与分类

抗体分子都是球蛋白分子，各类抗体分子都有一个类似的基本结构，即由 4 条肽链组成的一个"Y"形结构。其中两条链较长，称之为重链，另外两条链较短，称之为轻链。"Y"形结构的顶端犹如伸出的两只手，是抗体分子特异性结合抗原的部位。而通过另一端（Fc 段），抗体分子可以结合补体、吞噬细胞或自然杀伤细胞（图 3-6）从而激活补体系统，介导调理作用或者抗体依赖细胞介导的细胞毒作用（antibody-dependent cell-medicated cytotoxicity，ADCC）。

正所谓"龙生九子，各不相同"，B 细胞"母亲"也"生下"了 5 种不同的抗体分子，分别被称之为 IgG、IgM、IgA、IgD、IgE。

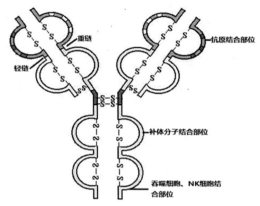

图 3-6　抗体分子的结构

IgG 这类抗体分子是体液免疫的主力军，是血清中含量最高的一类抗体分子。IgG 身材娇小，通常以单体形式存在，可以进入体液中，在身体各处发挥效应。IgG 还是唯一可以穿过胎盘进入胎儿体内的抗体分子，故婴儿在出生后的一段时间内可以获得来自母亲的被动免疫保护作用。

IgM 是抗体分子中的老大哥，它是最早出现的抗体分子，在胎儿发育的晚期就可以合成。IgM 身材魁梧壮硕，通常以五聚体的形式存在于血清之中，单打独斗中武功最强，但 IgM 有个弱点，就是战斗力不持久，在免疫应答中出现得早，但消失得也快，故其总体战斗力排名在 IgG 之后。

IgA 这类抗体分子的最大特点是，它通常只在黏膜局部发挥作用。其最常见的存在形式是二聚体，即所谓分泌型 IgA，分泌型 IgA 可以穿过黏膜的上皮细胞分泌到黏膜外，在呼吸道、消化道黏膜局部发挥作用。一般母乳中，尤其是初乳中含有大量的分泌型 IgA，因此母乳喂养可增强婴幼儿的免疫力。

IgD 和单体的 IgM 一起，表达在成熟 B 细胞表面，组成 B 细胞的 BCR。

IgE 与过敏反应有密切的关联，有过敏反应疾病的个体，血清中的 IgE 的浓度往往会成倍地增加。

（二）体液免疫的强大武器——抗体分子的生物学功能

虽然五类抗体分子结构、功能各异，但其发挥免疫效应的机制可以总结为

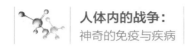

以下主要的五种。

1. 中和作用

所谓中和作用，就是抗体分子与病毒、毒素特异性结合后，阻断病毒、毒素与靶细胞结合，从而阻止病毒对靶细胞的感染、阻断毒素分子对靶细胞的破坏。中和作用往往单纯依靠抗体分子与病毒、毒素的特异性结合就可以发挥效应，不需要其他固有免疫因素的参与。（图 3-7）

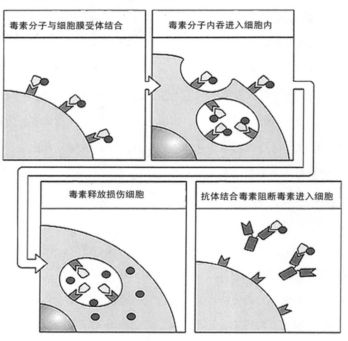

毒素分子与细胞膜受体结合

毒素分子内吞进入细胞内

毒素释放损伤细胞

抗体结合毒素阻断毒素进入细胞

图 3-7　抗体分子的中和作用

2. 激活补体的经典途径

IgG、IgM 与相应的抗原特异性结合后，可以激活补体系统的经典途径，补体系统属于固有免疫，在抗感染免疫中发挥重要的作用。相关细节请参考固有免疫有关章节。（图 3-8）

3. 调理作用

IgG、IgM 与细菌颗粒结合后，有时候并不能破坏细菌，这时候抗体分子就要找其他的帮手来帮忙破坏细菌，如巨噬细胞或中性粒细胞。在这个过程中，抗体分子一端结合细菌，另一端结合吞噬细胞表面的 Fc 受体（FcR），抗体在中间起一个中介桥梁的作用，通过吞噬细胞对细菌颗粒的吞噬而破坏细菌，抗体的这一作用就称为调理作用。（图 3-9）

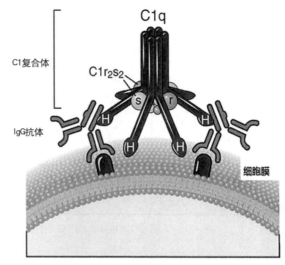

图 3-8 抗体活化补体系统的经典途径

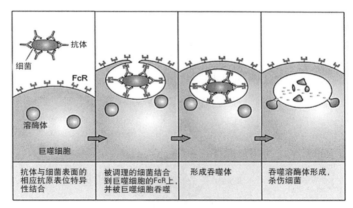

图 3-9 抗体的调理作用

4. 抗体依赖的细胞介导的细胞毒作用

这一作用原理与上面介绍的调理作用有类似的地方，只是这次抗体分子找来的帮手是自然杀伤细胞（NK 细胞），通过自然杀伤细胞来杀伤自身异常细胞如肿瘤细胞。（图 3-10）

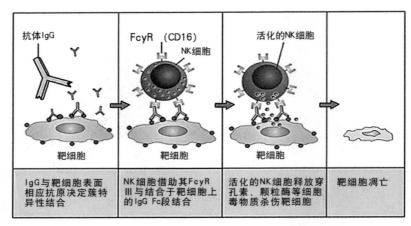

图 3-10 抗体依赖的细胞介导的细胞毒作用

5. 介导 I 型超敏反应

临床常见的一些过敏性疾病如青霉素过敏性休克、哮喘、过敏性鼻炎、荨麻疹等，都属于 I 型超敏反应。这些疾病的发生，大多数情况下都与体内产生的 IgE 有关，IgE 类抗体可以使肥大细胞释放组胺等生物活性介质，从而导致一系列临床症状的产生。（图 3-11）

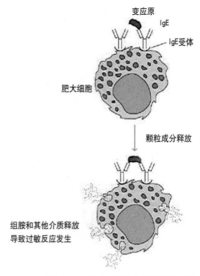

图 3-11 IgE 介导 I 型超敏反应

　　固有免疫系统是机体防御的第一道防线，皮肤黏膜屏障如同坚实的城墙将病原体阻挡在身体之外，在外敌环伺的险恶环境中维持着机体的健康状态。一旦病原体突破皮肤黏膜屏障侵入机体内部，机体的健康将受到极大的威胁，这时候，一方面机体会立刻动员固有免疫细胞和分子阻止其在体内的增殖和扩散；另一方面机体将启动针对性更强、效率更高、功能更加强大的适应性免疫来应对危机。因此，我们可以将适应性免疫视为机体继固有免疫后的第二道防线，也是机体应对各种危险致病因素的终极防线。

（黎光）

第四章

‖ 疫苗与计划免疫 ‖

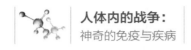

> 　　疫苗是指为了预防、控制各种传染病的发生、流行而用于人体预防接种的生物制品。我们小时候都接种过疫苗，接种疫苗就是将人工制成的各种疫苗，采用不同的方法和途径接种到体内。接种疫苗后就相当于人体受到一次轻微的细菌或病毒感染，接种疫苗后人体内将产生对相应细菌或病毒的抵抗力。通过这样的过程，当人体再遇到这些细菌或病毒时，就不会患相应的传染性或感染性疾病了。

第一节　疫苗的发展

一、早期人痘的接种

　　疫苗接种始于接种人痘预防天花的实践。天花是一种由天花病毒所引起的烈性传染病。三千多年前，天花就已经存在于地球上，是一种古老且反复无常的传染病。一旦人染上天花，有三分之一的概率会死亡，而剩下三分之二的人的脸上或身体上会留下芝麻般的痘印。人们受尽了天花的折磨，在跟天花的漫长斗争中，人们也发现了一些规律：感染了天花的人，不一定都会死亡，一旦他们侥幸存活了下来，就不会再次感染天花了。同时，护理过天花患者的工作人员似乎也对天花有着抵抗力。人们在这种现象的启发下，开创了"接种人痘"这一预防天花的方法。他们当时的想法是：既然人感染过天花后就不会再次感染天花了，那么是不是在这些人的身体里产生了某种物质可以抵御天花的感染呢？这种物质会不会就存在于那些痘里面呢？于是，他们把沾有痘浆的患者的衣服给健康儿童穿上，或将天花愈合后的痂皮研磨成细粉，通过鼻子让健康儿童吸入。接种了这种"人痘"之后，人群中天花的感染率显著下降了。但这种接种"人痘"的方法仍具有 2% ～ 3% 的感染率，具有一定的危险性，所以这种接种"人痘"的方法未能被广泛应用，但该发现对启发人类寻求预防天花的方法具有重要的意义。

二、第一种疫苗的诞生：琴纳与牛痘

18 世纪的欧洲，天花盛行，在长期的行医过程中，琴纳（Jenner）接诊了许多发热、背痛和呕吐的挤奶女工，他发现挤奶工人虽然会得牛痘，但似乎从来都不会得天花，这个发现启发了琴纳，从此他便潜心于牛痘的研究。经过 20 年的研究，琴纳得到了一些试验结果：他将牛痘痘浆注入一名男孩体内，小男孩出现了轻微的发热，但很快康复了。两个月后，琴纳给小男孩接种了天花病毒，结果小男孩没有染上天花。这个试验说明接种牛痘痘浆预防了天花病毒的感染。在接下来的几年，琴纳又做了几次试验，均获得了成功，于是他开始撰写关于接种牛痘的研究论文，希望能将这种方法告知英国皇家学会，让更多的人从中受益。但没想到，他的研究成果遭到很多人的反对，有些反对者居然雇佣流氓到琴纳家中闹事。琴纳顶住压力，继续投身于牛痘疫苗的实践研究中。在无数次的实践之后，琴纳的牛痘接种法最终被大众认可。牛痘接种法让人们摆脱了天花的威胁，挽救了无数人的生命，也证明了传染病可以被预防。琴纳也因此被称为免疫学之父。

琴纳使用的牛痘痘浆就相当于一种疫苗，而疫苗这个词也正是从琴纳的牛痘中演化来的。这意味着，世界上第一种疫苗诞生了。

战胜天花是人类预防医学史上最伟大的事件之一。1980 年，第三十三届世界卫生大会正式宣布，仅在 20 世纪就夺去 3 亿人生命、在全球残害着无数生灵、就连国王也未能幸免的天花，在全世界范围内被根除了。

三、炭疽疫苗与巴斯德

19 世纪 90 年代，索邦大学教授巴斯德在研究鸡霍乱时，发现放置两周后的

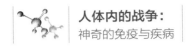

鸡霍乱弧菌毒性减弱，使用这种弱毒性的菌种给小鸡注射后，小鸡不会染病，再用新鲜的霍乱弧菌攻击这些已注射过减毒鸡霍乱弧菌的小鸡，它们也不会感染霍乱。巴斯德根据经验推测，弱毒性菌可能具有免疫作用。因此巴斯德从患炭疽病死亡的动物身上，分离出炭疽杆菌，放在 42℃~43℃的环境下培养。经过长期培养后，细菌毒性已经很弱了，巴斯德把毒性减弱的细菌注射到健康动物的身上，过一段时间后，又把毒性很强易致病的细菌注射到同一只动物身上，结果发现，这只动物竟然没有得病。而跟这只动物同在一群的其他动物，却有不少得了炭疽病死亡了。这证明注射弱毒性细菌的那只动物得到了抵抗这种疾病的能力。

即使到这个时候，很多人还不相信牛、羊注射毒性弱的炭疽杆菌后就不会得炭疽病了。为了证明自己的结论，巴斯德举行了一次公开试验，他选择了 24 头绵羊、1 头山羊和 6 头牛进行试验，将之分为对照组和试验组。用炭疽疫苗免疫试验组动物，间隔 12 天后用炭疽疫苗再免疫一次。约一个月后用致病的炭疽杆菌攻击两组动物，结果是对照组绵羊和山羊全部死亡，2 头牛死亡及 4 头牛病情严重；试验组仅有 1 头绵羊死亡。巴斯德的结论由此得到大家的认可，他发明的预防注射的方法，成功打败了炭疽病。

四、狂犬病疫苗与巴斯德

在研究炭疽疫苗、鸡霍乱疫苗获得成功后，巴斯德又开始对狂犬病疫苗进行研究。造成狂犬病的病原体不能像细菌那样被分离培养，但当时已经知道引起狂犬病的病原体存在于患病动物的脊髓或脑组织中。因此，巴斯德选择用兔脑培养病原体，经多次传代，获得毒性弱的狂犬病病毒，并将这些毒性弱的病毒制成有活性的疫苗。这种疫苗在 1885 年成功地挽救了被狂犬病狗咬伤的杰库·麦斯特（Jacob Meister）的生命。

五、霍乱弧菌疫苗与柯利

根据巴斯德制备疫苗的原理，柯利（Kolle）等人于 1896 年通过加热让霍乱弧菌失去活性，将其制备成灭活的疫苗。这种疫苗于 1902 年在日本霍乱流行时被大规模使用，后来又分别在孟加拉国、菲律宾和印度进行了临床试验。试验结果表明柯利研发的灭活的霍乱弧菌具有很好的防止人们被霍乱弧菌感染的作用。

六、卡介苗与卡麦特和古林

在巴斯德光辉成就的启发下，卡麦特（Calmette）和古林（Guérin）将一株牛型结核杆菌在含有胆汁的培养基上连续培养了13年、213代，终于在1921年获得毒性减弱的活的结核杆菌，并将其命为卡介苗（Bacillus Calmette Guerin, BCG），意思是卡麦特和古林发明的结核杆菌疫苗。卡介苗是预防儿童结核病的疫苗，在抵御新生儿粟粒性肺结核和结核性脑膜炎方面具有很好的效果。卡介苗最初发明的时候是口服，后改为皮内注射。从1928年开始接种到现在，它仍在全世界广泛地被用于儿童计划免疫接种。

七、乙肝疫苗的成功标志着分子时代的黎明

早期的乙肝疫苗是从乙型肝炎病毒携带者血浆中分离乙肝表面抗原经处理后制成的疫苗。这种乙肝疫苗来源少，疫苗生产成本贵，并且具有一定的风险性。随着生物科学技术的发展，科学家将编码乙型肝炎病毒保护性蛋白的遗传物质组装到细菌或细胞中，让这种保护性蛋白在细菌或细胞中大量生产，从而制成新的乙肝疫苗。这种制造新型疫苗的方法称为基因工程法，由此方法制造出的疫苗被称为基因工程疫苗。现在大家使用的乙肝疫苗几乎都是基因工程方法制备的疫苗。这类疫苗与早期乙肝疫苗相比更便宜，接种效果更好，风险也更低。

重要疫苗的发明历史简表见表4-1。

表4-1　重要疫苗的发明历史简表

时　间	疫　苗
1970	炭疽吸附疫苗
1974	C群脑膜炎球菌疫苗（单价多糖疫苗）
1977	14价肺炎球菌多糖结合疫苗
1978	脑膜炎球菌疫苗
1980	口服腺病毒4型和7型疫苗
	人二倍体细胞狂犬病疫苗

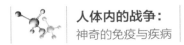
时 间	疫 苗
1981	乙型肝炎表面抗原疫苗
	4 价脑膜炎球菌多糖疫苗
1983	23 价肺炎球菌多糖疫苗
1984	伤寒 Vi 多糖疫苗
1985	b 型流感嗜血杆菌多糖疫苗
1986	重组乙型肝炎疫苗
1987	b 型流感嗜血杆菌结合疫苗
1989	口服 Ty21a 伤寒疫苗
1991	无细胞百日咳疫苗
1992	日本脑炎疫苗
1995	水痘疫苗
	甲肝疫苗
1997	人用狂犬病疫苗
1998	4 价轮状病毒疫苗
	莱姆病（OspA）疫苗
2000	7 价肺炎球菌结合疫苗
2003	鼻喷流感疫苗
2005	4 价脑膜炎球菌多糖白喉类毒素结合疫苗
2006	5 价轮状病毒疫苗
	带状疱疹疫苗
	4 价人乳头瘤病毒疫苗
2008	单价轮状病毒疫苗
2009	流感 H1N1 疫苗
	流行性脑炎疫苗
	2 价人乳头瘤病毒疫苗
2010	13 价肺炎球菌结合疫苗
	4 价脑膜炎球菌结合疫苗（与 RM197 结合）
2012	基于细胞的流感疫苗
2013	流感疫苗（杆状病毒）
2014	b 型流感疫苗
	B 群脑膜炎球菌疫苗
	9 价人乳头瘤病毒疫苗

时　间	疫　苗
2015	MF59 佐剂流感疫苗
	B 群脑膜炎球菌四组分疫苗
2016	口服霍乱疫苗（serogroup O1）
2017	带状疱疹疫苗（AS01B 佐剂）
	乙型肝炎（CpG 1018 佐剂）
2019	天花和猴痘疫苗
	4 价登革热疫苗
	扎伊尔埃博拉疫苗（rVSV 载体）
2020	新型冠状病毒疫苗

第二节　疫苗的种类与接种方法

从计划免疫的角度出发，疫苗可以分为两类。第一类疫苗为规划内疫苗，是指政府免费向公民提供，公民应当依照政府的规定接种的疫苗，包括国家规划确定的疫苗，也包括省、自治区、直辖市人民政府在执行国家免疫规划时增加的疫苗，以及县级以上人民政府或者其卫生主管部门组织的应急接种或者群体性预防接种所使用的疫苗；第二类疫苗为规划外疫苗，是指由公民自费并且自愿接种的其他疫苗。

一、疫苗的种类

根据制备原理及成分不同，可以把疫苗分为如下几类：

1. 灭活疫苗

细菌、病毒等微生物本身是活的、有生命的。使用物理、化学等方法将细菌、病毒杀死后制成的疫苗就是灭活疫苗。这类疫苗是死的、没有生命的。这一类疫苗进入人体后不会生长，但是能刺激人体产生保护人体的抗体等有益物质。因为灭活疫苗是失活的，很快就被人体清除掉，所以保护人体的时间会短一些。如果想要长时间得到保护，就需要多次接种这类疫苗。

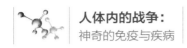

神奇的免疫与疾病

2. 减毒活疫苗

用人工的方法从自然界筛选出毒性弱的或基本无毒性的活微生物制成的疫苗就是减毒活疫苗。这类疫苗因为是活的，所以可以在人体内产生感染过程，但是不会引发疾病。一般这类疫苗免疫原性强，可激发机体对病原体产生持久免疫力。一般减毒活疫苗用量较小，免疫持续时间较长，其免疫效果优于灭活疫苗。但是在接种这类疫苗的时候一定要注意接种者的身体健康状况，身体有疾病的情况下不能接种这类疫苗。常用的减毒活疫苗有卡介苗、麻疹疫苗、脊髓灰质炎疫苗等。

3. 类毒素疫苗

细胞外毒素是细菌分泌的具有很强致病性的蛋白质。细胞外毒素经甲醛处理后失去毒性，但仍然具有刺激机体产生免疫力的特性，我们把这种经甲醛处理后失去毒性的细胞外毒素称之为类毒素。我们常用的白喉疫苗就属于类毒素疫苗，破伤风疫苗也属于类毒素疫苗。

4. 亚单位疫苗

天然的蛋白质一般具有比较复杂的结构，我们通过化学的方法降解天然蛋白质后，可以获得蛋白质组分；或者利用提取的细菌、病毒的特殊蛋白质结构，也可以筛选出具有免疫活性的蛋白质片段。由天然蛋白质组分或者由细菌、病毒提取的蛋白质活性片段制成的疫苗称为亚单位疫苗。亚单位疫苗成分比完整的灭活疫苗或减毒的活疫苗纯净一些，因而进入人体后不会产生无关抗体，可以减少接种疫苗的不良反应和疫苗引起的相关疾病。

5. 基因工程疫苗

基因工程疫苗中最具有代表性的也是被大家所熟知的是乙肝疫苗。这类疫苗是使用核酸重组技术，把病原体的遗传物质定向插入细菌、酵母或哺乳动物细胞中，将细菌或细胞中产生的能诱发机体产生免疫应答的病原体蛋白质纯化后制成的。在基因工程疫苗中，比较成功的是重组乙肝疫苗，现在全球已有包括中国在内的150多个国家将乙肝疫苗列入免疫规划。正在研究中的重组基因工程疫苗有卡介苗、艾滋疫苗、高致病性禽流感疫苗等。

6. 核酸疫苗

核酸疫苗又称基因疫苗或 DNA 疫苗。DNA 的中文名称为脱氧核糖核酸，是生物的主要遗传物质，亲代与子代的相同特点就是由脱氧核糖核酸传递的。一般疫苗的主要成分都是蛋白质，但是核酸疫苗的主要成分是核酸。之前介绍的乙肝疫苗是重组基因疫苗，它虽然利用了基因工程的方法，但得到的产物是蛋白质，也是蛋白质类的疫苗。核酸疫苗直接注射的是核酸，核酸进入体内后能在肌肉细胞中产生相应的蛋白质，这种蛋白质具有刺激机体产生保护性反应的作用。

与传统的疫苗比较，核酸疫苗具有成本低、分离纯化步骤更简单的优点。我国对核酸疫苗的研发正在加速进行中，期待将来其应用到实际中。

7. 可食用疫苗

可食用疫苗是一种特殊的核酸疫苗。它是将病原体的核酸通过基因转染进入食物细胞得到的，如将乙肝病毒核酸插入西红柿细胞的基因组中。我们通过食用食物就获得了抵抗乙肝病毒的能力，这样的疫苗就是可食用疫苗。植物细胞作为天然的载体可将抗原直接递送到人体肠道的黏膜免疫系统，从而启动免疫机制，进而刺激人体产生保护性反应。

二、疫苗接种的途径和方法

常用的疫苗接种途径包括皮上划痕、注射、口服与气雾吸入等，其中注射又可以分为皮内注射、皮下注射、静脉注射和肌内注射。灭活疫苗接种一般用皮下注射方法，活疫苗接种可以用皮内注射、皮上划痕或自然感染的方式，以自然感染的方式为最好。脊髓灰质炎减毒活疫苗接种以口服方式最好，而流感疫苗接种则以气雾吸入为宜。具体疫苗接种的途径和方法如图 4-1 所示。

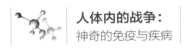

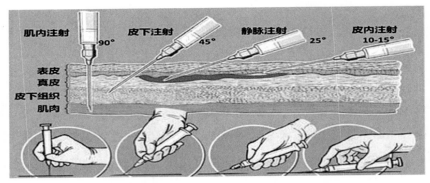

图 4-1　疫苗接种的途径和方法

第三节　计划免疫

　　我国的计划免疫以消灭相应传染病为目的，从 20 世纪中后期开始，在全国范围内有计划、有组织地给大家实行免疫接种。在我国，纳入免疫规划的疫苗接种是免费的。计划免疫给我们自己、我们的国家及全世界带来了极大的益处。因为有了有效的疫苗和疫苗的计划接种，全世界才成功地消灭了曾经的人类头号杀手——天花。在中华人民共和国成立后，我国开展了大规模的牛痘、鼠疫、霍乱等疫苗的接种。现在在全国范围内，绝大多数疫苗所针对的传染病得到了有效的控制。

一、免疫接种扩展计划

　　在 1974 年第 24 届世界卫生大会上，世界卫生组织提出"要在 2000 年使人人享有卫生保健"，并根据已被消灭的天花、麻疹等疾病的预防与控制的经验，提出了免疫接种扩展计划（Expanded Program on Immunization, EPI），用以预防和控制白喉、百日咳、破伤风、麻疹、脊髓灰质炎、结核 6 种疾病，并要求各成员国坚持这个计划。

　　随着 EPI 的实施，疫苗使用范围不断扩大，相应疾病的报告数不断下降。后来，乙型病毒性肝炎、黄热病也被列入了 EPI。相信随着 EPI 的不断推进和实施，人类与疾病的斗争最终会取得胜利。

二、我国儿童的计划免疫方案

1. 计划免疫内容

我国早期的计划免疫的主要内容是"四苗防六病"，四苗是卡介苗、脊髓灰质炎疫苗、百白破三联疫苗、麻疹疫苗，六病主要是结核病、脊髓灰质炎、百日咳、白喉、破伤风、麻疹。我国在 2002 年把乙肝疫苗纳入计划免疫的范畴，预防的传染病增加到 7 种。2007 年，中国扩大了国家免疫规划的疫苗种类，以保护儿童免于感染 12 种传染病。

2. 计划免疫程序

免疫程序是指需要接种疫苗的种类及接种的先后次序与要求，主要包括儿童基础免疫和成年人或特殊职业人群、特殊地区需要接种疫苗的程序。儿童基础免疫规划见表 4-2。

表 4-2　国家免疫规划疫苗儿童免疫程序表（2021 版）

可预防疾病	疫苗种类	接种途径	剂量	英文缩写	出生时	1月	2月	3月	4月	5月	6月	8月	9月	18月	2岁	3岁	4岁	5岁	6岁
乙型病毒性肝炎	乙肝疫苗	肌内注射	10 或 20μg	HepB	1	2					3								
结核病[1]	卡介苗	皮内注射	0.1ml	BCG	1														
脊髓灰质炎	脊灰灭活疫苗	肌内注射	0.5ml	IPV				1	2										
脊髓灰质炎	脊灰减毒活疫苗	口服	1 粒或 2 滴	bOPV					3								4		
百日咳、白喉、破伤风	百白破疫苗	肌内注射	0.5ml	DTaP				1	2	3				4					
	白破疫苗	肌内注射	0.5ml	DT															5
麻疹、风疹、流行性腮腺炎	麻腮风疫苗	皮下注射	0.5ml	MMR								1		2					
流行性乙型脑炎[2]	乙脑减毒活疫苗	皮下注射	0.5ml	JE-L								1			2				
	乙脑灭活疫苗	肌内注射	0.5ml	JE-I								1、2			3				4
流行性脑脊髓膜炎	A 群流脑多糖疫苗	皮下注射	0.5ml	MPSV-A							1		2						
	A 群 C 群流脑多糖疫苗	皮下注射	0.5ml	MPSV-AC												3			4
甲型病毒性肝炎[3]	甲肝减毒活疫苗	皮下注射	0.5 或 1.0ml	HepA-L										1					
	甲肝灭活疫苗	肌内注射	0.5ml	HepA-I										1	2				

注：1. 主要指结核性脑膜炎、栗粒性肺结核等。

2. 选择乙脑减毒活疫苗时，选用两剂次接种程序。选择乙脑灭活疫苗接种时，采用四剂次接种程序；乙脑灭活疫苗第 1、第 2 剂间隔 7～10 天。

3. 选择甲肝减毒活疫苗时，采用一剂次接种程序。选择甲肝灭活疫苗接种时，采用两剂次接种程序。

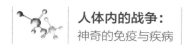

3. 规划外疫苗

规划外疫苗（二类疫苗）是自费疫苗，指根据儿童身体情况、各地区不同状况及家长经济状况而决定是否接种的疫苗。在接种规划外疫苗时，要注意不要使其影响规划内疫苗的接种。

4. 体质虚弱的宝宝可考虑接种的规划外疫苗

流感疫苗：6个月以上，抵抗疾病能力差的宝宝，容易受流感影响而患病并诱发旧病发作或加重，家长可以考虑接种流感疫苗。

肺炎疫苗：肺炎是由多种细菌、病毒等微生物引起的疾病，单靠某种疫苗预防效果有限，一般健康的宝宝不主张接种。但体弱多病的宝宝，可以考虑接种。

5. 流行病高发区可考虑接种的规划外疫苗

B型流感嗜血杆菌混合疫苗（HIB疫苗）：世界上已有20多个国家将B型流感嗜血杆菌混合疫苗列入了常规计划免疫。B型流感嗜血杆菌可引起儿童肺炎，也会引起儿童脑膜炎、败血症、脊髓炎、中耳炎、心包炎等严重疾病，是引起儿童严重细菌感染的主要致病菌。一般5岁以下儿童容易感染B型流感嗜血杆菌。

轮状病毒疫苗：轮状病毒感染是3个月至2岁婴幼儿病毒性腹泻最常见的原因。接种轮状病毒疫苗能避免宝宝严重腹泻。

狂犬病疫苗：狂犬病发病后的死亡率几乎达100%，目前为止还没有一种有效的治疗狂犬病的方法，凡被病兽或带狂犬病毒动物咬伤或抓伤后，应立即注射狂犬病疫苗。若被严重咬伤，如伤口在头面部、全身多部位咬伤或单部位深度咬伤时，应联合使用抗狂犬病毒血清。

6. 即将要上幼儿园的宝宝可考虑接种的规划外疫苗

水痘疫苗：水痘是良性自限性传染病，"自限性"指水痘发展到一定程度后能自动停止，只需对症治疗或不治疗，靠自身免疫就可痊愈。我们国家目前还是把水痘列入传染病管理范围。如果宝宝抵抗力差可选择接种水痘疫苗，身体好的宝宝不一定要选择接种。

7. 进口疫苗和国产疫苗的选择

国产疫苗和进口疫苗的区别是大家都关心的问题。国产疫苗和进口疫苗都通过了国家卫生部门的严格检查，由国家药品监督管理局批准，才能在临床中使用，国产、进口疫苗都安全有效。两类疫苗价格上的差异主要由于进口疫苗和国产疫苗毒株及其培养工艺不同，以及由此引起的产生抗体数量的多少、防疫时间的长短、不良反应的大小等方面的区别。家长可以综合自身各方面因素考虑使用其中一种疫苗。

三、接种注意事项

1. 疫苗接种的途径及剂量

不同疫苗的接种途径、接种对象、适宜接种年龄及接种剂量是不同的。如果接种途径及剂量不恰当，不仅影响免疫的效果，而且还会加重接种反应，甚至会造成接种事故。因此在接种前应详细阅读疫苗使用说明书，按照正确的途径和剂量接种疫苗。

2. 疫苗接种禁忌

禁忌是指具有以下情况时不能接种疫苗或不能接种某一类型的疫苗。

（1）免疫缺陷、恶性疾病（肿瘤、白血病）及应用放射性治疗或抗代谢药而使免疫功能受到抑制的人群，不能接种活疫苗。

（2）接种对象存在发热或有明显全身不适的急性疾病，应该等疾病痊愈之后再接种。

（3）以往接种疫苗有严重的不良反应，如虚脱、休克、痉挛、脑炎或脑病、重度的过敏反应，不应该继续接种同种疫苗。

（4）有神经系统疾病的儿童，如癫痫或者脑病发病期间，不应该接种百日咳疫苗、流脑疫苗、乙脑疫苗等。

（5）患活动性结核病及严重的肝、肺、肾等严重器官疾病，应该暂缓接种疫苗。

（6）儿童在患传染病期间及传染病恢复期暂缓接种疫苗。

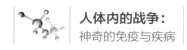

3. 接种反应

生物制品对人体来说是一种异物，接种后可引起有益的免疫反应，但也可产生有害于机体的不良反应。接种反应主要有以下几种：

（1）一般反应。接种24小时内在接种局部出现红、肿、热、痛等炎性反应，有时可能同时伴有发热、头晕、恶心、腹泻等全身反应。这些属正常一般反应，无需任何处理，1~2天内可消失。

（2）异常反应。少数人在规范接种后出现如晕厥、过敏性休克、变态反应性脑脊髓膜炎、过敏性皮炎、血管性水肿等并发症。这些反应虽然发生率很低，但其后果很严重，如不及时抢救，可危及生命。

（3）偶合病。与预防接种无关，只是因为时间上的巧合而被误认为由疫苗接种引起。

在漫长的人类历史长河中，人们一直寻求摆脱传染病的方法，但通过接种疫苗来抵抗疾病只有很短暂的历史。直到20世纪，大规模人群的常规疫苗接种才逐渐被推广开来，也日益被公众广泛知晓和接受。

通过接种疫苗，人类已经消灭了天花，全世界脊髓灰质炎病例也减少了99%，白喉等传染病发病罕见，麻疹、新生儿破伤风等疾病的发病率显著下降。疫苗对人类健康的影响十分重大，每一种新疫苗的诞生都是人类战胜一种传染病的伟大胜利，将对人类产生持久和深远的影响。

随着科技的不断发展，全球科学家通过不懈的努力，一定能够研发出新的预防性和治疗性疫苗。新的世纪将是疫苗研究的全新时代，这个时代比过去任何时候都更加值得我们期待。

（左凤琼　杨嘉洁）

第五章

‖ 免疫与疾病 ‖

　　免疫系统是人体的健康卫士，由固有免疫和适应性免疫组成的"免疫大军"，通过发挥免疫防御、免疫自稳和免疫监视功能，维持机体的内环境平衡和健康。但是，免疫系统在其功能正常的情况下才能发挥其"正面角色"的作用，如果免疫系统功能异常，也能导致某些病理过程的发生发展，并导致某些疾病的产生。

　　与免疫关系非常密切的一种疾病是癌症。癌症作为众病之王，其发生发展过程与机体的免疫系统功能状态密切相关。具体来说，如果机体的免疫监视功能足够好的话，是可以保护机体不得癌症的；反之，免疫监视功能下降，可能导致癌症发生或持续性病毒感染。现在大家都谈癌色变，而实际上，我们与其选择恐惧，不如选择去了解、直面癌症。而关于持续性病毒感染，不得不说的是肝炎病毒的感染，特别是乙型肝炎病毒的感染。在感染者体内免疫系统与乙肝病毒的战斗中，双方力量的消长决定了同样的病毒感染，为什么有人是急性肝炎，有人是慢性肝炎，还有人是可能要命的重症肝炎。

　　免疫对机体的健康有多重要，可以从大家熟知的艾滋病入手，一探究竟。引起艾滋病的人免疫缺陷病毒（human immunodeficiency virus，HIV）专门攻击并摧毁机体免疫系统的核心——T细胞，从而导致机体的免疫功能缺陷，感染者出现获得性免疫缺陷综合征（acquired immunodeficiency syndrome，AIDS），也就是我们常说的艾滋病，它的主要临床表现是免疫功能缺陷导致的反复感染和恶性肿瘤等。那么免疫功能是否越强越好呢？答案是否定的，过强的免疫功能反而会给机体造成困扰，导致超敏反应性疾病。我们常见的过敏性鼻炎、哮喘、荨麻疹，甚至是可能要命的过敏性休克，都是免疫系统在跟抗原的斗争中反应过于激烈，导致机体的某些生理功能紊乱或组织细胞损伤引起的疾病。

免疫系统的功能过强或过弱都会导致疾病，还有一种情况是免疫系统功能紊乱，搞错了攻击对象，从而导致相应的疾病。简单来说，免疫系统本来只应该清除机体衰老、死亡的细胞，相当于只应该清理家里的垃圾，却把家里有用的东西也扔了，也就是说免疫系统糊里糊涂地破坏、清除了正常细胞，从而可能导致自身免疫性疾病，比如类风湿关节炎、系统性红斑狼疮、糖尿病、甲状腺功能亢进等。免疫系统对自身组织细胞的破坏在这些疾病的发生发展中都发挥着重要的作用。

在本书的第五章免疫与疾病中，我们会从大家熟悉的疾病入手，一起来分析这些疾病中涉及的免疫学问题，探寻可能的解决方案或策略，看看在疾病诊断、治疗和预防中，从免疫的角度出发，有哪些新的思路和突破，目的是帮助大家更好地理解这些疾病，让大家在了解的基础上，不惧怕、不恐慌，能够更健康快乐地生活。

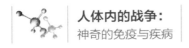
第一节　众病之王：癌症

如果有人提问：现在最可怕的疾病是什么？相信绝大多数人都会说是癌症。为什么呢？因为癌症是众病之王，它已经打败了几千年来稳居疾病榜第一的传染病，与心血管疾病和脑血管疾病一起，成为引起人死亡的前三位的疾病。

最权威的数据来自世界卫生组织下属的国际癌症研究署（International Agency for Research on Cancer，IARC），该机构发布的《2018 年全球癌症报告》统计了 185 个国家 36 种癌症的数据。报告指出，2018 年全球预计癌症新发 1810 万例，死亡 960 万例。分性别来看，不管是发病率还是死亡率，肺癌都是"男性头号杀手"，乳腺癌则是"女性头号杀手"。这么高的发病和死亡人数，那每个人患癌症的概率有多大呢？在这份报告中也给出了预测，到 75 岁之前，1/5 的男性和 1/6 的女性会患癌症，1/8 的男性和 1/10 的女性会因此死亡。

再看我国的癌症数据，2019 年 1 月国家癌症中心发布了全国癌症统计数据，由于全国肿瘤登记中心的数据一般滞后 3 年，此次报告发布数据为全国肿瘤登记中心收集汇总全国肿瘤登记处 2015 年登记资料。报告显示，在中国，癌症（肿瘤）的发病率和死亡率形势相当严峻：在中国，每 65 个人当中就有 1 名癌症患者，每年有约 400 万人被确诊癌症，我国每分钟有 7 个人被确诊为癌症，有超过 5 个人死于癌症！

癌症可能悄无声息地袭击我们的朋友、亲人，甚至我们自己，学习科学的防癌抗癌知识，将是每个人的必修课。我们与其恐惧，不如去了解、去直面，下面我们就一步步地揭开众病之王——癌症的面纱。

一、癌症和肿瘤是一回事吗？

生活中我们常常将癌症（cancer）和肿瘤（tumor）这两个词混用，一般情况下似乎没有太大问题，但如果要"较真"的话，这两个概念是有一定的区别的。

顾名思义，肿瘤这个词的关键是"固体肿块"，肿瘤可分为良性肿瘤和恶性肿瘤。良性肿瘤不可怕，因为其一般生长缓慢，无浸润和转移能力，绝大多数不会恶变，很少复发，对机体影响较恶性肿瘤小。恶性肿瘤就不一样了，恶性肿瘤生长迅速，呈浸润性生长，并常有远处转移，会造成人体消瘦、无力、贫血、食欲不振、发热，以及严重的器官功能受损等，最终造成患者死亡。

再来说说"癌症"，"癌症"这个词强调的是"恶性"这个特点，所以良性肿瘤肯定不是癌症，恶性肿瘤才是癌症。而癌症呢，除恶性肿瘤外还包括不形成肿块的血液癌症。用简单的公式来表示就是：

肿瘤 = 良性肿瘤 + 恶性肿瘤，癌症 = 恶性肿瘤 + 血癌。

二、癌细胞"成魔"记

要想搞清楚癌细胞是如何"修炼成魔"的，得先说说机体中的正常细胞在正常情况下是怎样的？正常情况下，我们机体里每个细胞的生老病死及日常功能等都受细胞内部及外部调控机制的严格调控，每个细胞都有被设定好的、从生到死的"生命历程"。有细胞衰老死亡，就有新的细胞通过分裂增殖补充进来。所以，机体每天约有 2% 的细胞更新，从而维持一个动态的平衡。

那么当细胞癌变了，会发生什么呢？癌变的细胞不再受调控细胞生长、分裂、死亡的那些机制的控制，变成了不死的"幽灵"，而且最可怕的是它们会快速地、不停地分裂，一生二，二生四，四生八……不停地向外扩张、浸润，而且还会转移至远处其他器官，比如脑、肝、肺、骨头等处，潜伏下来，在这些地方形成转移癌灶，最终导致人的死亡。如果用一句专业的语言来总结癌细胞的特点，那就是：癌细胞生长失控、缺乏分化且增生异常，并侵犯正常组织和器官，最终可散布全身。

那么重点问题在于，那些原本安分守己的正常细胞怎么就中了邪、发了疯，成了癌细胞呢？正常细胞转化为癌细胞的全过程，即癌变是怎么发生的呢？关于这一点，学界有很多学说，被大家广泛接受的一个学说是多阶段基因突变学说，用一句话来概括就是：癌症的发生是一个多阶段、逐步演变的过程，正常细胞通过积累一系列的基因突变而逐渐变成了恶性的癌细胞。

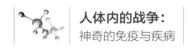

这里用问答的方式向大家解释癌症发生的多阶段基因突变学说。

·基因在哪里？

基因位于细胞中细胞核里的 DNA 上。

·细胞癌变这个"多阶段基因突变"逐步演变的过程有多长？

答案是，从开始基因突变到临床上检查出癌症，也就是说确诊为癌症患者，可能需要二三十年的时间。

·这个基因突变是先天遗传来的还是后天环境、生活方式等因素造成的？

研究表明，肯定会遗传的癌症只占癌症的 1%~2%，另有 10% 左右的癌症与遗传有一定关系。

·第 4 个问题略偏专业，是不是任何基因突变都会导致癌症？

不是的，我们体内大概有两万多个基因，真正和癌症直接有关系的大概也就一百多个，如果这些与癌症有关的基因突变一个或几个，癌症发生的概率就非常高，比如原癌基因或抑癌基因的突变。

·有没有办法阻止基因突变？

没有。为什么呢？刚刚讲过，我们体内每天约有 2% 的细胞通过细胞分裂而更新，细胞分裂增殖时要进行 DNA 复制，DNA 在复制时就可能随机出现基因突变。另外，除了细胞分裂会随机出现基因突变这一内在因素外，环境中各类物理的、化学的、生物的致癌因子也都会引起基因突变，这些致癌因素让人防不胜防，是没法完全避免的，所以回到刚才的结论：基因突变没法阻止。

三、致癌物清单

我们了解了细胞癌变的过程，那么我们能做点什么吗？对于细胞增殖分裂时随机出错导致的基因突变，我们无法控制，也无力改变。但是对于外部环境中的致癌因素，虽不能完全避免，但我们可以尽量减少接触。让我们来看看"致癌物清单"，了解一下有哪些公认的环境致癌因素。

前面我们提到过一个机构，世界卫生组织下属的国际癌症研究署（IARC），这个机构根据已有资料报告的 989 种物质对人的致癌危险，把这 989 种物质分成 4 级 5 类，即 1 级、2A 级、2B 级、3 级、4 级，它们对人的致癌危险由强到弱。1 级致癌物有充分的证据证明其肯定对人致癌。2A 级致癌物对人很可能致癌，但证据有限。2B 级致癌物对人致癌证据就更不足一些。其余以此类推。在最新公布的 1 级致癌物名单上有 120 个成员，其中许多是人们日常熟知的有害物质，下面举例说明。

第一类物质为黄曲霉素，它是我们所知的最强的生物致癌剂之一，280℃以上的高温才能将其杀灭。很少剂量的黄曲霉素，就有可能致癌。可能藏着黄曲霉素的食物包括：发霉的花生、玉米；变质的米饭；发苦的坚果；劣质芝麻酱；不正规小作坊的自榨油。最容易被大家忽视的还有我们厨房里的筷子、菜板等，上面很容易滋生细菌、霉菌，包括黄曲霉菌，所以不要想着把它们用到海枯石烂，用一段时间后要及时更换。

第二类物质为苯并芘。冒烟的地方大多都有它的身影，如煤和石油燃烧，枯木野草燃烧，木炭燃烧，焦化、炼油、沥青、塑料工业，甚至高温烹调食物等，都可能产生苯并芘。而在日常生活中常接触的苯并芘包括：

（1）汽车尾气，其中含有较多的苯并芘。

（2）高温油炸食品、多次反复使用的高温植物油都会产生苯并芘。而焦煳的食品中苯并芘的含量比普通食物要增加 10~20 倍。

（3）炒菜油烟，食用油加热到 270° C 时产生的油烟中含有苯并芘等化合物。

（4）熏烤食品，熏烤所用的燃料木炭中本来就含有少量的苯并芘，在高温下它们便有可能伴随着烟雾侵入食品中。

第三类致癌物质是亚硝胺类。亚硝胺类的前体物质就是亚硝酸盐，亚硝酸盐在生活中是比较常见的物质，其本身并不会致癌，而且大部分的亚硝酸盐可以通过人体的新陈代谢，随着尿液排出体外，对身体伤害不大。但是如果长期摄入大量的亚硝酸盐，过量的亚硝酸盐与身体内的蛋白质发生反应，产生亚硝胺，就会危害身体健康。烟熏的肉类是常见的亚硝胺的藏身之地，长期大量食用会增加患癌的风险。某些消化系统恶性肿瘤，如食管癌的发病率就与膳食中

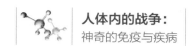

摄入的亚硝胺数量相关。

以上是我们肉眼看不见的致癌物，我们身边常常出现而且能够通过肉眼看见的致癌物有哪些呢？

首先要说的是香烟，毋庸置疑，香烟是 1 级致癌物。吸烟能吸入尼古丁，相信很多人都知晓。但你未必了解的是，香烟燃烧时所产生的烟雾中至少含有两千余种有害成分，除尼古丁外，还有苯并芘、亚硝胺等。为了你和你身边人的健康，请远离烟草！

说完烟就得说酒了。最新的研究数据表明，41% 的口腔癌，23% 的喉癌，22% 的肝癌，21% 的食管癌，16% 的女性乳腺癌均与饮酒相关。酒精也就是乙醇，本身并不是致癌物，乙醇进入体内后被代谢为乙醛，然后代谢为乙酸排出体外，乙酸就是醋的主要成分，几乎没有毒副作用，但中间代谢产物乙醛就厉害了，是 1 级致癌物。

再来说说肉，2015 年加工肉类被列为 1 级致癌物引起了大家的恐慌。加工肉类指的是通过腌制、熏制等方式，为了改善口感、延长保质期等进行人为加工的肉类，包括火腿、香肠、腊肉、培根、牛肉干等，是很多"吃货"的最爱。每天食用 50 克肉类加工制品，就会让罹患结直肠癌的概率增加 18%，也增加患胃癌的风险。而新鲜的牛、羊、猪肉等红肉也被列为可能致癌物，即 2A 级致癌物。现在问题来了，加工肉和红肉也是机体营养物质的重要来源，还能不能吃？答案是，限制这些肉类的摄入，少量、适量摄入还是没有问题的，大家知道，与红肉相对的是白肉，也就是鸡、鸭、鱼肉，所以建议大家多吃白肉，还有蔬菜、水果等，平衡膳食结构才是最重要的。

关于致癌物的清单还可以一直讲下去，但我们还是就此打住。简单总结一下，癌症是个会杀人的魔鬼，各种内外因素导致基因突变，通过多阶段逐步累积演化，正常细胞就成为癌变的细胞，但大家不要因此惊慌失措，机体中出现癌细胞并不意味着就得癌症了，因为我们有机体的卫士——免疫系统。

第二节　免疫与癌细胞之战：看不见硝烟的体内战争

关于细胞癌变的机制，总结起来就是，正常细胞通过积累一系列的基因突变而逐渐变成癌细胞。由于基因突变无法阻止，所以每个人机体内都可能会出现癌细胞。那么这是否意味着每个人都会得癌症呢？当然不是，因为根据预测，到 75 岁之前，大约 1/5 的男性和 1/6 的女性会患癌，也就是说，人体内到了一定时间可能都会出现癌细胞，但不是每个人都会得癌症，这些癌细胞去了哪里？癌细胞被我们机体的卫士——免疫系统清除了，也就是癌症是否发生，取决于两方面的因素，除了与基因突变有关外，也与机体的免疫功能有关。

一、免疫功能概述

免疫是生物体与外来异物战争的产物，我们机体的免疫功能虽然复杂，但归纳起来，也就是免疫防御、免疫自稳和免疫监视三大功能（图 5-1）。对外来的异物，主要是病原体，包括细菌、病毒、真菌、寄生虫的杀灭、清除作用，就体现了免疫的第一大功能——"免疫防御"功能。免疫的第二大功能是"免疫自稳"功能，这是指免疫系统能够清除体内衰老、凋亡、损伤、坏死的细胞或其他成分，并且调节免疫应答使其维持在平衡状态，实现免疫系统功能的相对稳

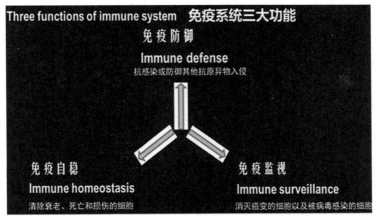

图 5-1　免疫系统三大功能

定。第三大功能"免疫监视"是针对癌变细胞的，免疫细胞在体内不停地巡逻、识别并摧毁新生的癌细胞。

二、免疫监视功能

机体的两种免疫，固有免疫和适应性免疫，都具有免疫监视功能。具体来讲，发挥免疫监视功能的抗癌大军主要由自然杀伤细胞（NK 细胞）、巨噬细胞和 T 细胞组成，NK 细胞和巨噬细胞属于固有免疫，而 T 细胞属于适应性免疫。

NK 细胞在体内不停地巡逻，随时准备着处理突发事件，我们这里的突发事件就是指突然出现的癌细胞。他们有套独有的本事，长着火眼金睛，能够快速将癌细胞和正常细胞区别开来，一旦遇到癌细胞，不需要经过复杂的活化过程，可以马上释放毒性物质，杀死癌细胞，这是 NK 细胞的一大优势，即快速地发挥作用。它们识别和杀死癌细胞的过程没有特异性，它们可以杀死不同种类的癌细胞。这一点不同于属于适应性免疫的 T 细胞，它们杀死癌细胞是有特异性的。

巨噬细胞也有一定的杀伤癌细胞的能力，但巨噬细胞的情况有点复杂，科学家们已经发现，巨噬细胞可以分化为两个群体，功能截然相反，即分为好的巨噬细胞和坏的巨噬细胞，M1 型的巨噬细胞才有杀伤癌细胞的作用，而 M2 型巨噬细胞反倒会"助纣为虐"，促进癌细胞的生长和转移，所以对巨噬细胞的功能不可一概而论。

T 细胞是抗癌大军里的主力和骨干，特别是 T 细胞里的细胞毒性 T 细胞亚群，它是杀伤癌细胞的能手，相当于特种部队。它一旦发现了癌细胞，就会扑上去，紧紧地结合住，给癌细胞"致命一吻"，通过释放毒性物质及其他多种机制，大约需要 30 分钟的时间，癌细胞就开始死亡。这时候细胞毒性 T 细胞就会离开，继续去寻找下一个攻击目标。

总结起来，在免疫系统的抗癌战斗中，反应最敏捷的是 NK 细胞，挑大梁的是 T 细胞，特别是细胞毒性 T 细胞。如果大家关注过癌症，特别是癌症的治疗的话，一定知道，这几年癌症治疗最前沿的领域不是大家熟知的手术、放疗、化疗，而是免疫生物治疗，也就是利用机体的免疫功能去杀伤癌细胞，这里要强调一点，癌症免疫生物治疗这几年所取得的突破性进展，主要都是围绕如何更好地激发 T 细胞来杀死癌细胞。由此可见，T 细胞在抗癌大军里占据着举足轻重的地位。

三、免疫与癌细胞的战斗

虽然癌细胞会不断地出现，但机体有 NK 细胞、巨噬细胞和 T 细胞等组成的"免疫监视部队"，只要免疫监视功能正常，便不足为患。癌细胞与免疫就是势不两立的正邪两股力量，这是一场只有到生命终点才会结束的战斗，双方力量的消长决定了我们的健康状态。

第一种情况，在健康人体中，免疫占了绝对优势，出现的癌细胞可以被及时清除干净。

第二种情况，免疫略占优势或者两者势均力敌，体内虽然存在癌细胞，但癌细胞处于被压制状态，不会对人造成致命的损伤，也多半不出现显著的临床症状。

第三种情况，癌细胞占了优势，它极其狡猾，会"易容术""伪装术"，最麻烦的是在生存压力下还会不断地学习进步，其目的只有一个，逃避免疫系统的监视和追杀，从而在体内大肆生长，引起各种临床症状，导致癌症的发生。癌症发生的三阶段见图 5-2。

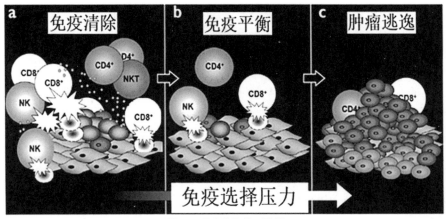

图 5-2 癌症发生的三阶段

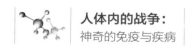

说了那么多，其实最重要的就是一点，免疫是机体健康的守护者，在与癌细胞的这场看不见的战斗中，发挥着至关重要的作用。

四、心理健康与癌症

我们的免疫是有"指挥系统"的，简单来说，我们的免疫功能受神经和内分泌系统的调控，即神经内分泌免疫网络，这种调控是多个层面的。首先，我们的免疫器官、免疫组织都有神经纤维支配。其次，许多神经递质、神经肽及内分泌激素都可以调控免疫细胞的功能。最直接的例子是糖皮质激素，这是一种内分泌激素，具有很强的免疫抑制和抗炎作用。

癌症和我们的神经内分泌系统对免疫系统的调控有什么关系呢？如果焦虑、抑郁等负面情绪长期积累，得不到及时的疏导和宣泄，必然会通过神经内分泌系统影响免疫功能，从而削弱机体的免疫监视功能，导致癌细胞逃过免疫攻击，增加癌症发生的概率。已有大量的研究发现，许多癌症患者在患病前均遭遇较多的负性生活事件、精神紧张度较高，面对不良应激时多采用消极应对方式，或缺乏外界因素支持等，因此，稳定豁达开朗的性格、良好平衡的心境肯定有益于健康。

第三节　抗癌简史

我们的免疫系统在体内与癌细胞战斗，人类与癌症也进行了一百多年的抗争。近年来取得的许多重大突破，让我们掌握了越来越多的、效果较好的治疗癌症的方法，不必谈癌色变。人类与癌症一百多年战斗的历史中，有些里程碑式的事件，在此与大家分享。

1884 年，恶性肿瘤根治手术诞生。临床医生在先前单纯切除肿瘤组织的尝试中发现，恶性肿瘤在术后很快就复发了，这令当时的人很费解，直到美国巴尔的摩的外科医生 William Halsted 开创了一种新的手术方式治疗乳腺癌——乳腺癌根治术，即在切除肿瘤的同时，切除一定的周围组织，有助于减少疾病复发。

这一概念仍然是今天很多癌症治疗的重要组成部分。

1903 年，肿瘤放射治疗出现。俄罗斯的医生们首次使用放射性元素成功治疗了两名皮肤癌患者。在随后的几十年中，放射治疗被广泛用于治疗各种癌症，发展到现在，放射治疗已经可以更精确地靶向肿瘤细胞，最大限度地减少对健康组织的伤害。

1911 年，发现鸡患癌症。美国生物学家 Peyton Rous 发现一种在鸡体内引起癌症的病毒——劳氏肉瘤病毒，由此证明一些癌症是由传染性病原体引起的。

1947 年，小儿白血病首次获得缓解。波士顿儿童医院的医生 Sidney Farber 使用氨基蝶呤在一名 4 岁女孩身上实现了小儿白血病的第一次部分缓解，在这之前，急性白血病儿童通常在被诊断几周内就死亡了。从 1947 年到现在，又经过 70 年的努力，目前白血病的 5 年生存率超过 70%，某些类型白血病如儿童急性淋巴细胞白血病 5 年生存率可达 90%，也就是说基本上可以被治愈了。

1949 年，第一种化疗药物被批准用于癌症。美国 FDA 批准将氮芥用于治疗霍奇金淋巴瘤，氮芥原本是作为第二次世界大战中的生化武器使用的。说到这里，来解释一下大家常常听说的化疗，传统的化疗药，大都是细胞毒性药物，主要是针对癌细胞生长增殖快的特点去毒杀它们，杀伤癌细胞的同时也会杀伤体内生长增殖快的正常细胞，"杀敌一千，自损三百"。化疗用了那么多年，作为对抗癌细胞的重要武器，疗效是值得肯定的，副作用也是存在的，疗效和伤害，如何取舍，需要结合癌症患者的具体情况具体分析，既不可一味地将化疗妖魔化，也要重视毒副作用对患者生存质量等的影响。

1950 年，提出吸烟与肺癌有关。Ernst L.Wynder 医生和 Evarts Graham 医生在美国医师协会杂志上发表了一篇文章，提出吸烟与肺癌有关。并且这一观点在接下来的 14 年里进行的研究中得到了证实。

1967 年，结直肠癌筛查显著降低死亡率。大便隐血试验（FOBT）被作为结直肠癌的筛查试验。 这种简单而便宜的试验可以检测出大便中是否存在血液，这是癌症或癌前病变（如息肉）可能存在的迹象。在接下来的几年内，两种新的筛查技术——乙状结肠镜和结肠镜检查使医生能够使用小型照相机检查结肠。这些方法的广泛应用，使得可通过手术治愈的癌前息肉和早期癌症发现率提高。

1974 年，全身 CT 扫描诞生。CT 扫描使医生能够评估许多类型肿瘤的大小、形状和位置。

1981 年，乙肝疫苗获得美国 FDA 的上市批准。乙肝病毒感染是肝癌的主要原因之一。随着时间的推移，预计常规乙肝疫苗接种可以显著降低全球成人肝癌发病率。

1984 年，发现人乳头瘤病毒（HPV）16 型、18 型。研究发现大部分宫颈癌患者受人乳头瘤病毒 16 型、18 型感染，由此人乳头瘤病毒感染与宫颈癌的关系被建立。这为 22 年后，即 2006 年宫颈癌疫苗被美国 FDA 批准上市用于宫颈癌预防奠定了基础。

2001 年，重磅抗癌药物伊马替尼上市。伊马替尼通过攻击变异癌细胞的费城染色体上的基因编码的特定蛋白，可以有效治疗慢性粒细胞性白血病，它让慢性粒细胞性白血病患者的 5 年存活率从 30% 上升到 90%，而且随着对这些患者随访时间的延长，显示他们的寿命与健康人几乎没有差异了。伊马替尼的问世揭开了小分子靶向抗癌药物治疗的序幕，这类药物与前面提到的传统化疗药物不同，传统化疗药物是针对癌细胞快速增殖的特性研发的，同时会杀死许多快速增殖的正常细胞，而小分子靶向抗癌药物是从癌细胞的基因突变下手，显然副作用比传统化疗药物小。

2006 年，2 价 HPV 疫苗被美国 FDA 批准使用。这个 2 价宫颈癌疫苗可以预防两种类型的（就是 HPV16 和 HPV18）感染。此后分别于 2009 年和 2014 年，覆盖范围更广的 HPV 四价疫苗和九价疫苗上市。大家最关心的问题是，打了疫苗就不会得宫颈癌吗？要说明的是，HPV 疫苗只是针对它所覆盖的 HPV 亚型起预防作用。因为 HPV 病毒有 100 多种，与宫颈癌发病有关系的 HPV 亚型很多，目前即使是九价苗，也不能完全覆盖所有的高危型 HPV，只能说是大大减少了妇女患宫颈癌的风险。因此，即使接种了 HPV 疫苗，也应该按照正规的宫颈癌筛查策略，定期接受宫颈癌筛查。

还有，需要进一步澄清的是，我们虽然常常把 HPV 疫苗称为宫颈癌疫苗，但这个疫苗是不能用来治疗宫颈癌的，也就是说对宫颈癌患者无效，只能够预防宫颈癌的发生。那有没有真正的用于癌症治疗的疫苗呢？有的！

2010 年，首个人类癌症治疗性疫苗。Provenge 被美国 FDA 批准用于治疗转移性前列腺癌，该疫苗的基本原理是利用患者自身的免疫系统细胞（树突状细胞）来治疗癌症。这是首个也是唯一获批的人类癌症治疗性疫苗。关于癌症治疗性疫苗的研究一直没有停止，特别是在近年来获得了一些突破性进展。2010 年还有一件值得提及的事情：美国国家癌症研究院（NCI）发起肺癌筛查试验，用低剂量螺旋 CT 检查，可以将吸烟或曾吸烟人群的肺癌死亡率降低 20%。

2011 年，伊匹单抗（Ipilimumab）被美国 FDA 批准用于治疗不能接受手术治疗的或转移性黑色素瘤。它的作用机制是通过去除控制免疫系统的一个"刹车"系统，刺激免疫系统攻击癌细胞。

2014 年至 2020 年，美国 FDA 批准了 5 个抗肿瘤的抗体类药物。这 5 个抗体药物都是针对免疫系统的另一套刹车 PD-1/PD-L1 的，用抗体将这套刹车松开，从而增加免疫系统对癌细胞的杀灭作用。这 5 个抗体药物分别为 Keytruda（pembrolizumab）、Opdivo（nivolumab）、Tecentriq（atezolizumab）、Bavencio（avelumab）、Imfinzi（durvalumab）。这 5 个抗体药物堪称明星抗癌药，均具有广谱的抗癌活性，开启了癌症免疫生物治疗领域的新时代。到目前，在抗肿瘤适应证方面，Keytruda 有 11 个，Opdivo 有 10 个，Tecentriq 有 3 个，Bavencio 有 2 个，Imfinzi 有 2 个。

2017 年，美国 FDA 批准 CAR-T 疗法用于急性淋巴细胞白血病。这是美国 FDA 批准的第一个基因疗法，将在体外通过基因工程改造好的细胞毒性 T 细胞回输患者体内，让它们去杀伤癌细胞。

从 2011 年到现在，癌症治疗领域最大的进展肯定非"免疫生物治疗"莫属，2018 年的诺贝尔生理学或医学奖就颁发给了做免疫生物治疗研究的科学家。

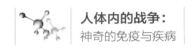

人体内的战争：
神奇的免疫与疾病

最后总结一下，从 1884 年到 2018 年，130 多年来人类对癌症的认识发生了天翻地覆的变化，对抗癌症的手段也从最初的无可奈何，到如今的手术、放疗、化疗、小分子靶向治疗、免疫生物治疗等多种有效措施。手术自不必多说，放化疗是针对癌细胞生长增殖快的特点，小分子靶向药物是基于癌细胞的基因突变，免疫生物治疗是调动机体的免疫功能来杀灭癌细胞。小分子靶向药物和免疫生物治疗与传统的放化疗比较，具有毒副作用小的优势，甚至在某些癌症的治疗中大有代替放化疗进入一线治疗方案的趋势。医学的进步与发展速度令人震惊，我们有理由相信，在不久的将来，即便不能治愈癌症，也可以实现长期带瘤生存，将癌症变成一类慢性病指日可待。

第四节　癌症预防建议

癌症的预防大于治疗，而且如果能早发现早治疗，患者存活概率就会很大。

为了更好地预防癌症，以下是美国癌症研究学会（American Association for Cancer Research, AACR）和世界癌症研究基金会（World Cancer Research Fund, WCRF）客观且全面地分析了全球 7000 个符合其标准的科学文献，并根据相关研究中最强有力的证据，给出的癌症预防 11 项建议，这是迄今关于远离癌症最权威的建议。

（1）只要不是体重不足，减肥就是你的头等大事；

（2）每天至少运动 30 分钟，千万别久坐；

（3）拒绝含糖饮料，限制高能量食物摄入；

（4）每顿饭有三分之二的植物性食物；

（5）限制红肉摄入，避免加工肉制品；

（6）严格限制酒精摄入量；

（7）保持低盐饮食；

（8）不依赖营养补充剂预防癌症，我们应当尽量从饮食中获取必要的营养素，只有在临床表现或生化指标提示营养素缺乏时，才需要考虑服用营养素补充剂；

（9）母乳喂养，让妈妈和孩子更健康；

（10）癌症幸存者的健康生活指导，癌症患者应遵循专业的癌症预防建议，形成健康的膳食习惯、良好的体育锻炼习惯，达到和保持正常体重，以促进整体健康状态，改善预后，有质量地长期生存；

（11）一定不要吸烟。

为了进一步强调癌症预防的重要性，最后再跟大家分享美国癌症协会（American Cancer Society，ACS）于 2018 年 10 月在肿瘤学顶级期刊 *CA: A Cancer Journal for Clinicians* 上发布的癌症一级预防计划（原文题目：A Blue Print for the Primary Prevention of Cancer: Targeting Established, Modifiable Risk Factors），文中指出未来十年 10 大抗癌策略，与前面的癌症预防 11 项建议有重复的地方，也有不同的地方：

（1）远离病原体。目前，共 11 种病原体被国际癌症研究机构（IARC）认定有致癌性，包括：1 种细菌，幽门螺旋杆菌；7 种病毒，乙肝病毒、丙肝病毒、人乳头瘤病毒、EB 病毒、人类免疫缺陷病毒、人 T 淋巴细胞病毒 Ⅱ 型、卡波西肉瘤疱疹病毒；3 种寄生虫，泰国肝吸虫、华支睾吸虫（肝吸虫）、埃及血吸虫。

（2）防晒，减少皮肤癌风险。虽然晒太阳是补充维生素 D 的好方式，但不能暴晒，建议避免正午太阳直射，适当使用防晒霜，戴宽沿遮阳帽和太阳镜，穿防晒衣等。

（3）减少不必要的医疗放射。IARC 认为，所有的电离辐射都有致癌性。2006 年数据显示，48% 的电离辐射来自医疗设备（如 CT），包括诊断和治疗过程中暴露。

（4）减少室内建筑材料放射。室内建筑材料放射主要包括氡污染、甲醛污染、苯污染等，都会对身体健康造成影响。

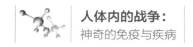
（5）戒烟是头等大事。戒烟对任何年龄阶段的人都有益。吸烟导致人均寿命缩短十年以上。

（6）限酒。任何饮酒都有害，证据表明，即便少量饮酒也会增加某些癌症发生风险，包括乳腺癌。因此，为了预防癌症，不建议饮酒。

（7）控制体重。超过20种不同类型的癌症与肥胖有关，其中最显著的是直肠癌、子宫内膜癌和食管腺癌。

（8）健康饮食。每天至少摄入5种水果和蔬菜——降低患上消化道癌症的风险；选择全谷物饮食——降低结直肠癌的发病风险；限制红肉和加工肉的摄入——降低患大肠癌的发病风险。

（9）运动。为了预防癌症，建议成年人每周至少应进行150分钟中等强度有氧运动（如快走），或75分钟高强度运动（如慢跑），或等量的两种运动组合。

（10）进行癌症筛查。癌症如果能够早发现早治疗，患者存活概率就很大，建议要定期进行以下癌症筛查：乳腺癌筛查、宫颈癌筛查、结直肠癌筛查、丙型肝炎病毒筛查、艾滋病毒筛查、肺癌筛查等。

（王霞）

第五节　艾滋病

艾滋病，即获得性免疫缺陷综合征（acquired immune deficiency syndrome，AIDS），是一种由于感染人类免疫缺陷病毒（human immuno deficiency virus，HIV）而引起的疾病。它曾经是令人闻风丧胆的绝症。你知道艾滋病的症状、发病机制及如何防治艾滋病吗？下面我们将详细讲述。

一、临床表现：HIV 感染不等于 AIDS

个体感染 HIV 或 HIV 携带者不等于艾滋病患者。确切地说，艾滋病是感染 HIV 后疾病恶化的最终阶段。HIV 感染人体后有三个阶段：急性感染期、临床潜伏期，以及最终的艾滋病期，即 AIDS。被 HIV 感染后的 2~4 个星期内，很多人会出现类似流感的症状，如发热、咽喉痛、浑身酸痛无力、头痛、淋巴结肿大、皮疹等，这就是急性感染期的常见临床表现，但也有人在这个阶段不出现任何不适症状。在急性感染期，HIV 在体内大量复制并入侵细胞，引发人体自身的抗病毒免疫反应。随后，HIV 开始在体内蛰伏下来，由此进入第二个阶段——临床潜伏期。这个阶段因患者通常没有任何不适症状或只有轻微的临床反应而得名。如不接受任何治疗，临床潜伏期可持续 9~11 年，但也有病情快速恶化的例子，具体病程因人而异。随着时间的推进，HIV 在体内一点一点地侵蚀着人体的免疫系统，HIV 感染者对环境中其他致病因子的抵抗力越来越弱，血液中 HIV 含量逐渐上升，而 CD4$^+$T 细胞逐渐下降，最终发展进入艾滋病期。被确诊为"艾滋病"一般需要一定的临床指标，如患者血液中 CD4$^+$T 细胞少于 200/mm^3（正常值为 500~1600/mm^3）。进入这个阶段，如不经任何治疗，患者的预期生存期大概只有 3 年，如果并发了其他危险的疾病，那生存时间通常不到 1 年。艾滋病期的临床表现包括：体重骤减、反复发烧、极度虚弱、淋巴结肿大、长时间腹泻、肺炎、记忆受损、抑郁等，患者同时多发机会性感染和恶性肿瘤，最终极度虚弱而死亡。在发达国家，因为药物的普及，大多数 HIV 感染者不会发展为艾滋病患者；而发现、治疗得早的 HIV 感染者，其寿命预期已经能达到正常人的水平。

二、认识 HIV

HIV 作为会最终导致获得性免疫缺陷综合征的病毒，属于逆转录病毒（或称作反转录病毒）分类下的慢病毒中的一种。而慢病毒的特点是会长期潜伏，一旦活跃，则可以裂解宿主细胞造成伤害。

HIV 为球形，最外面一层是磷脂包膜，表面长满了糖蛋白 gp120 和 gp41 组成的小刺，这些小刺就是 HIV 在体内用于识别并抓牢目标细胞进行感染的工具。包膜里面是一层内膜，再往里是 p24 蛋白组成的核衣壳，核衣壳里包裹的就是 HIV 的核心了——其中最重要的是两条相同的正链单链病毒 RNA，也叫作 HIV 的基因组，它们是 HIV 的大脑和指挥部；此外，核心还包括逆转录酶、整合酶、

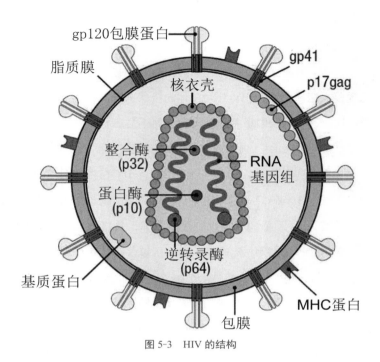

图 5-3　HIV 的结构

蛋白酶等一些蛋白质（图 5-3）。

　　有意思的是，这些逆转录酶、整合酶、蛋白酶的基因，甚至包膜蛋白 gp120 和 gp41 也统统编码在 HIV 基因组 RNA 中，有病毒基因组 RNA 不就够了吗？做贼的拿这么多行李干什么呢？不行，如果没有包膜蛋白 gp120 和 gp41，病毒就无法进入宿主细胞；如果没有逆转录酶、整合酶、蛋白酶等，病毒 RNA 就无法传代。HIV 感染细胞的时候，先通过 gp120 识别 CD4 和辅助受体，然后在 gp41 的作用下，病毒包膜与宿主细胞膜融合，病毒颗粒得以进入宿主细胞。在宿主细胞内，单链的病毒 RNA 逆转录为双链 DNA（逆转录酶派上用场），随后病毒 DNA 会进入宿主细胞核并插入宿主 DNA 中，此处学术术语叫"整合入宿主基因组"（整合酶派上用场）。整合后的病毒可以潜伏很久不活动（HIV 潜伏期的由来），也可以在一定的刺激下被转录为 RNA 后表达病毒蛋白。具体什么情况下继续潜伏、什么情况下被唤醒尚不十分明确，只知道一些激活 T 细胞的因子能唤醒病毒。所以，HIV 就像个地下间谍、定时炸弹。新表达的病毒蛋白是好几个连在一起的，要被蛋白酶切开，加工成有功能的结构蛋白（蛋白酶派上用场）。最后，新的病毒颗粒装配好，便从宿主细胞中以出芽的方式释放出去（释放量大的时候可以引起宿主细胞裂解），启动新一轮感染。从这个过程可以看出，虽然病毒 RNA 携带有病毒的所有遗传信息，但是完整的病毒除了有病毒的 RNA 之外，还需自带逆转录酶、整合酶、蛋白酶、包膜蛋白等这些必不可少的工具，在这些工具的帮助下，病毒 RNA 才可以完美地开启"鸡生蛋蛋生鸡，此祸绵绵无绝期"的循环，HIV 感染细胞并复制的全过程见图 5-4。

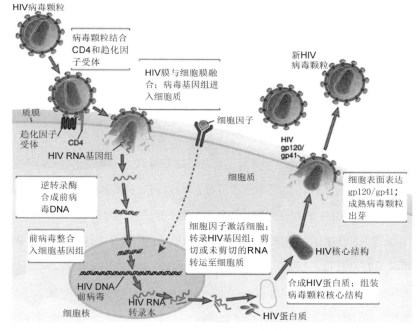

图 5-4　HIV 病毒感染细胞并复制的全过程

　　HIV 病毒根据基因序列的差异及进化关系分 HIV-1 和 HIV-2 两种类型，其中 HIV-1 又分为 M、O、N、P 4 个组共 14 个亚型；HIV-2 分为 9 个亚型。HIV-1 在全球范围内流行，其中美国、欧洲、澳大利亚主要是 M 组 B 亚型，亚洲主要是 M 组 C、E、B 亚型，HIV-2 主要在非洲西部地区流行。

HIV 的传播途径主要有性传播（同性或异性性行为）、血液传播（被污染的注射器或针头、血液、血液制品、器官组织移植等感染）、母婴传播（包括怀孕、生产过程及哺乳）。HIV 携带者母亲如不接受抗逆转录病毒治疗（anti-retroviral therapy, ART），有 15%~45% 的概率会通过母婴传播途径将 HIV 传给后代，具体概率与母亲血液中的病毒含量及是否母乳喂养有关。

三、致病机制：引发宿主防御系统内部战争，越抵抗越虚弱的死局

HIV 进入人体后，是怎样翻越每个宿主细胞的细胞膜屏障，从而进入细胞中进行复制和破坏活动的呢？第一步，HIV 先通过 gp120 识别并结合 CD4 分子。CD4 分子主要表达于 CD4$^+$T 细胞，也在单核 - 巨噬细胞系统、树突状细胞等表面有少量表达，因此 HIV 也可入侵这些细胞。第二步，gp120 与 CD4 的结合会引起 gp120 自身的构象改变，进而结合宿主细胞表面的辅助受体。科学家在体外实验中发现了多种趋化因子受体可以作为 HIV 侵入细胞的辅助受体。趋化因子受体是一些在免疫细胞表面表达的，可以调节免疫细胞定向移动或参与其他重要功能的蛋白质。其中 CCR5 和 CXCR4 分子是 HIV 体内感染的最重要的两种辅助受体。HIV 病毒的 R5、X4 分型就是根据病毒的 gp120 是结合 CCR5 还是 CXCR4 来命名的。CCR5 主要表达于巨噬细胞、树突状细胞、Th1 细胞、Th17 细胞、效应记忆 CD4$^+$T 细胞；CXCR4 主要表达于初始 CD4$^+$T 细胞和中枢记忆 CD4$^+$T 细胞。总体来说，CCR5 对于 HIV 感染的早期阶段及 HIV 的传播很重要，原因可能是在性传播时病毒从黏膜上皮进入体内，那里的巨噬细胞、树突状细胞等都表达 CCR5。另外，在病毒进入路径中的很多上皮细胞能表达 CCR5，也使得 R5 型的 HIV 更容易被转运并感染体内的 CD4$^+$T 细胞。在高加索人中，有约 1% 的人群具有纯合子的 CCR5 的缺失突变，这些人哪怕在 HIV-1 高风险的生活环境中也不被传染，这也从侧面说明了 CCR5 对于 HIV 感染过程的重要作用。第三步，gp120 与辅助受体的结合引起 gp41 的构象改变，使其伸出一段疏水的触手插入到宿主细胞膜中，从而引导了病毒包膜与宿主细胞膜的融合，让病毒核心得以进入细胞。（图 5-5）

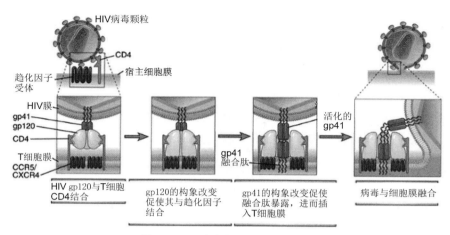

图 5-5　HIV 病毒通过受体侵入细胞

　　HIV 病毒感染初期，HIV 要么直接感染外周黏膜的 CD4$^+$T 细胞，要么被外周的树突状细胞捕获再转移到附近淋巴结，转交给那里的 CD4$^+$T 细胞。数天之内，在淋巴结可以检测到大量 HIV，患者的血液中也开始有病毒出现，这对应临床上的急性感染期。同时，人体自身的免疫系统开始发动对 HIV 的攻击，如自然杀伤细胞、树突状细胞、B 细胞、抗体、CD8$^+$T 细胞、CD4$^+$T 细胞都兢兢业业地投入战斗。自身免疫力防御确实初见成效，大约 12 周后，血液中病毒含量通常会下降，接下来 HIV 将广泛进入休眠状态，这对应临床上的潜伏期。在这个跨度达 9~11 年的漫长潜伏期里，一方面 CD4$^+$T 细胞会被 HIV 的复制而破坏，一方面每天有新的 CD4$^+$T 细胞补充，一正一反的结果是 CD4$^+$T 细胞持续缓慢地下降（而 HIV 病毒量持续缓慢地上升），但总体上这时的人体免疫系统还是占上风的，足可以控制 HIV 的大规模蔓延和破坏活动，亦可以应付日常生活中遇到的种种随机病原体感染。因此，人体对外的表现是没有太多不适或异样。最后，直至某一天，临界点到来，进入艾滋病期后，机体极度虚弱，再也无力控制大局，HIV 疯狂卷土重来，进一步打击岌岌可危的免疫系统，环境中的其他微生物（就是那些对健康正常人根本无法构成威胁的"机会性感染微生物"）和体内时时躁动不安的肿瘤细胞也将一起"落井下石"，一起摧毁生命的大厦。这便对应

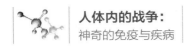

临床上的艾滋病期，患者将死于各种机会性感染、恶性肿瘤。

所以，HIV 不同于一般引起感冒的病毒等，它的独特之处在于，它入侵和破坏的是人体免疫系统的司令官：$CD4^+T$ 细胞。随着病程的进展，$CD4^+T$ 细胞不断被破坏。$CD4^+T$ 细胞下降的原因，分析起来有 HIV 直接的裂解作用和人体的抵御两方面。是的，除了 HIV 活跃的复制、装配、释放导致 $CD4^+T$ 细胞裂解死亡之外，人体免疫系统试图清除 HIV 的过程本身也加剧了 $CD4^+T$ 细胞的死亡。人体免疫系统对付包括 HIV 在内的任何一种病毒的方式都是"吃掉游离的病毒颗粒，或者杀死被病毒感染的人体细胞"。而这里被病毒感染的细胞正是 $CD4^+T$ 细胞。于是，科学家发现，得到消息赶来清除被病毒感染细胞的 $CD8^+T$ 细胞准确无误地杀伤了被 HIV 感染的 $CD4^+T$ 细胞。携带潜伏期 HIV 的 $CD4^+T$ 细胞也可因为病毒逆转录活动的产物启动自身的应激程序而死亡。$CD4^+T$ 细胞不断被破坏的结果是什么呢？是 B 细胞不再高效地产生抗体，$CD8^+T$ 细胞不再被有效地激活，巨噬细胞、中性粒细胞、自然杀伤细胞等固有免疫细胞工作效率低下，遇到外界病原体入侵时各种免疫细胞各自为营，变成失去了将军的一盘散沙。综合表现就是人的抵抗力低下。这正是 HIV 的"高明"又可怕之处：活生生制造了一个越抵抗越虚弱的无解死局！

HIV 为什么这么厉害？除了它入侵的对象正好是人体免疫系统的司令官——$CD4^+T$ 细胞，"借力打力"，挑拨人体自身免疫力攻击摧毁自身之外，它还学过"变脸"，具有高突变率，使我们的抗体、T 细胞疲于应对，以致至今也没有有效的疫苗可供使用。

一个有趣而重要的问题是，为什么有些人天生不容易感染 HIV？为什么有些人哪怕感染了 HIV 也不会发展成可怕的艾滋病？科学家做了很多研究，结果发现，主要与这些人的 HLA Ⅰ类及Ⅱ类基因的序列有关（俗称遗传背景），或者像 1% 的高加索人那样，存在 CCR5-d32 缺失突变，或者其他一些与免疫系统相关的基因变异。但也有一些不幸的人，具有一些免疫系统基因的变异，导致其对 HIV 易感或感染 HIV 后病程发展很快。

四、临床检测：我好像有症状，如何判断是否真的感染了 HIV ？

不要百度，不要彷徨，去医院！在医院，你将接受完整规范的临床检测，医生对照诊断标准将做出诊断和下一步治疗建议。HIV 感染的临床检测包括抗体检测、抗原检测和核酸检测。抗体检测，即检测人体对 HIV 入侵产生的抗体，如抗 p24、抗 gp41、抗 gp120 等。抗原检测，即对 HIV 病毒本身蛋白质成分的检测，如衣壳蛋白 p24。核酸检测，即对 HIV 病毒本身的 RNA、DNA 成分的检测；血液中的病毒 RNA 含量是很重要的评估病程发展的指标。不管哪种检测，如果结果是阳性，那很不幸，很可能确实感染了 HIV。一般会再做一次检测以排除样品搞混、仪器故障等原因。如果抗体检测结果为阴性，不能说明肯定没有感染 HIV。在感染最早期，以上三种方法都无法检测出 HIV。这种从病毒感染到能临床检测出阳性的时间段被称为窗口期。已有的三种检测方法都有各自的窗口期。核酸检测是三种方法中能最早检测出 HIV 阳性的，也是最贵的，一般在感染后 10~33 天就可以检测出 HIV。抗原检测可以在稍后的感染早期（18~45天）检测出 HIV，但一旦人体产生出抗体反而又检测不到了。抗体检测的窗口期最长，一般在感染后 23~90 天才会成功检测出阳性。对于怀疑自己被 HIV 感染、初次检测结果又是阴性的人，很重要的是，一定要在 45 天或 90 天后再次进行检测，以确认是真的阴性。对于高风险感染人群，应该定期做检测，因为越早确诊可以越早得到治疗，而早治疗对维持个体生命期限和生活质量是最重要的。

五、预防

目前，HIV 感染尚没有 100% 可预防的方法或疫苗。现有的接触前预防（PrEP）措施是针对 HIV 高风险但尚未被感染的人群给予预防类药物，该类预防类药物的商品名为特鲁瓦达（Truvada），每天坚持服用可以降低 90% 的 HIV 性传播风险或 70% 的注射传播风险。接触后预防（PEP）是接触 HIV72 小时内使用的紧急预防类药物，怀疑感染后越早开始服用越好，但效果不能保证达到 100%。二者的区别及用途类似常规避孕药与紧急避孕药。

从科学理论上，HIV 阴性的女性与 HIV 阳性的男性是完全可以生出 HIV 阴

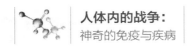
性的孩子的，只要该男性坚持接受抗逆转录病毒治疗（ART），同时女性坚持服用 PrEP 药物，那他们的孩子极大可能不会被传染。HIV 阳性的女性只要在孕早期开始就坚持 ART，通过母婴传播给孩子的概率只有 1% 甚至更低。因为母乳中可能含有 HIV，孩子出生后，HIV 阳性女性不应该母乳喂养婴儿。

六、治疗：感染 HIV 不等于大限将至！

虽然科学发展到现在，HIV 感染还是没有 100% 治愈的方法。但是，幸运的是，HIV 感染者现在可以通过 ART 得到有效的病情控制。HIV 感染后得到尽早的诊断及 ART 是非常重要的，坚持 ART 可以使患者体内的 HIV 降低到检测水平之下，有效提升患者自身健康水平、降低传染性。好消息是，只要早发现早治疗，HIV 携带者的预期寿命已经与正常人齐平。而且当患者体内的 HIV 量在检测水平以下时，是没有性传播风险的。坏消息是，如果擅自停药，患者体内的 HIV 量会迅速回升。另外，母婴传播也可以被药物很好地控制。HIV 携带者母亲如果在孕期及生产时坚持接受 ART，且婴儿出生后接受 4~6 周的 ART，母婴传播的概率可小于 1%。

抗 HIV 的药物目前有抑制逆转录酶活性的核苷类似物、非核苷类的逆转录酶抑制剂、病毒蛋白酶抑制剂等。ART 所用的一般是含有 2 种逆转录抑制剂和 1 种蛋白酶抑制剂的"鸡尾酒"药物。另外还有整合酶抑制剂、抑制病毒进入细胞的药物（如针对 CD4、CCR5、gp41、gp120 的靶向药物）等。从治疗机制上可以看出，现行药物只能抑制 HIV 的复制和活动，控制体内 HIV 的总体水平，对于处于潜伏状态下的 HIV 是没有任何作用的。所以 HIV 感染没有办法完全治愈，体内 CD4$^+$T 细胞、巨噬细胞、树突状细胞等都是 HIV 的藏身之所，尤其是 CD4$^+$ 记忆性 T 细胞，细胞其本身寿命能达 70 年，HIV 一旦隐藏其中，说是"定时炸弹"一点也不为过。所以接受 ART，一定要持续终身，切不可擅自停药。

让我们团结起来，放下成见、扛起责任，从行动上真正关爱 HIV 感染者和自己，去打赢这场人类与病毒之间的持久战役！

（李楠）

第六节　过敏

过敏是一种人体免疫系统的过度反应。一般说的食物过敏、花粉过敏等均属于一类学术上称作 I 型超敏反应的异常免疫应答，又称变态反应。药物过敏从机制上涉及 I 、II 、III 、IV 型超敏反应。它们共同的特点是免疫应答过强从而造成了机体损伤或带来困扰。免疫应答绝不是越强越好，一个好的、强健的免疫系统一定是一个平衡的免疫系统：如果对抗外来异物时反应不足，会陷入各种病原微生物的感染；而如果对抗外来异物时反应过强，则会被过敏困扰。

一、过敏的症状

过敏的症状及严重程度，因人而异、因过敏原而异。例如，过敏性鼻炎的主要症状有打喷嚏、鼻痒、鼻塞、流鼻涕；过敏性结膜炎的主要症状有眼睛红、肿、痒、分泌物增多；食物过敏会引起唇部、舌头、喉咙红肿，甚至脸部水肿、口腔刺痛，荨麻疹；严重的系统性的过敏反应 (anaphylaxis) 会引起呼吸急促、低血压、脉搏急促且微弱、恶心呕吐、周身红疹、失去意识。

二、过敏的免疫学机制

过敏一般有发病快的特点，所以又称速发型超敏反应。它的原理是过敏体质的个体在不知不觉中第一次接触到环境中的过敏原时，产生抗体 IgE（非过敏体质的人这时产生的是抗体 IgG），随后 IgE 结合在体内的肥大细胞及嗜碱性粒细胞表面。一次接触过敏原个体是没有太多症状的，但是留下了非常危险的伏笔。当再次接触到环境中的相同过敏原时，过敏原直接与患者体内肥大细胞及嗜碱性粒细胞表面的 IgE 结合，引发肥大细胞和嗜碱性粒细胞的活化，在短时间内（通常几分钟内）释放大量组织胺和一些蛋白酶，紧接着是白三烯、前列腺素、血小板活化因子等。这些释放物会使得血管扩展、毛细血管壁通透性增加、平滑肌收缩等，从而引起瘙痒、黏膜分泌物增多（如流鼻涕）、肺部支气管收缩（憋气）、胃肠道蠕动增加（拉肚子）等过敏的临床症状。所以，常见的过敏性疾病虽然临床表现各不相同，但是涉及的基本原理都是类似的。临床症状的不同主要与过敏原的进入途径、过敏原的剂量有关。例如，季节性花粉过敏时，过敏原由呼吸道进入，可导致过敏性鼻炎；过敏原接触到眼睛的结膜，会导致过敏性结膜炎；过敏性哮喘是过敏原在下呼吸道引起的Ⅰ型超敏反应，发病时由于支气管的收缩和分泌物的增加，可以在短时间内导致呼吸困难从而危及生命；食物过敏是过敏原由消化道进入，可引起唇部红肿、胃肠绞痛、腹泻、呕吐等。

有时过敏反应会表现出较明显的迟发期，在接触过敏原的3~9小时后开始并可持续24小时，其机制是活化的肥大细胞和嗜碱性粒细胞释放TNF、IL-4、IL-5、IL-13等炎性细胞因子，促进肥大细胞增殖、IgE产生，促进嗜酸性粒细胞的产生和活化，从而进一步扩大和增强炎症反应，活化的嗜酸性粒细胞还能释放过氧化物酶、胶原蛋白酶、溶酶体水解酶等，从而对局部组织造成损伤。

患者长期暴露于过敏原的情况下，在体内Th2细胞、嗜碱性粒细胞、嗜酸性粒细胞、巨噬细胞等的作用下，局部组织会发生慢性炎症。如在慢性哮喘中，患者会出现呼吸道平滑肌增生、气道永久性狭窄。

如果过敏原直接进入血液，如被马蜂叮咬或注射药物过敏、某些食物过敏的情况下，过敏反应不再局限于局部皮肤或黏膜组织，而是扩散至全身，就会引发荨麻疹以致休克。荨麻疹是过敏原随血液被运输到周身，引发周身皮肤的过敏反应。休克的发生是大量组织胺、白三烯的释放引起血管通透性增加，导致血压过低，同时引起的平滑肌收缩可引发呼吸衰竭，严重时会使得患者在短时间内死亡。如对青霉素过敏的人再次使用青霉素注射液，会导致系统性的过敏反应以致其死亡。

需要注意的是，其实很多生活中所说的"过敏"，严格地说并不属于Ⅰ型超敏反应，因为反应过程并不是IgE介导的。如被认为是对麸质（gluten）成分"过敏"的疾病——乳糜泻（celiac disease），是患者摄取小麦、大麦、黑麦、燕麦等制品中的麸质蛋白后导致的长期腹泻、腹胀、吸收不良，以致体重下降、疲倦、贫血等。其原因是携带HLA-DQ2或HLA-DQ8基因型的患者摄取麸质成分后，其代谢产物激活了自身反应性 T 细胞和 B 细胞，产生了自身抗体，活化的 T 细胞和抗体疯狂攻击患者小肠上皮细胞所致。乳糜泻的患者应该严格控制自己的饮食，避免摄入用小麦、燕麦、面粉等制作的各种食物。另外有些人喝牛奶拉肚子的症状可能是由于乳糖不耐受引起的。这其实同样不是"过敏反应"，而是由于患者体内缺乏乳糖分解酶，无法消化牛奶（或羊奶）或奶制品（酸奶、奶酪、黄油、奶油等）中的乳糖导致的。未消化的乳糖到达大肠后，在大肠菌群的发酵作用下引起一系列腹痛、胀气、腹泻等症状。这类对乳糖不耐受的人群可以喝无乳糖的牛奶来代替正常牛奶。

三、过敏反应的诱发因素

（一）过敏原

引起过敏反应的物质即过敏原。科学家试图寻找究竟是物质的什么特性会引发过敏反应，但很可惜，至今没有找到答案。理论上说，任何物质都有可能引发某些人群的过敏反应。常见的过敏原有花粉、动物皮屑、尘螨、马蜂叮咬、药物，及常见食物中的花生、鱼、贝类、鸡蛋、牛奶等。

（二）遗传背景

过敏体质的人群容易发生过敏反应。据科学研究，儿时患过敏性湿疹的人长大后患哮喘的概率会增加。与过敏反应高发相关的基因有人白细胞抗原（HLA）Ⅱ类基因、某些趋化因子及受体的基因、某些细胞因子及受体的基因、某些免疫细胞受体或细胞内转录因子的基因等。在这些基因位点上如果有易感的基因型，则发生过敏反应的概率会显著增加。所以，如果你或你的近亲有花粉过敏、荨麻疹、湿疹、哮喘等的患病史，那么你一定要当心了，因为你很可能属于过敏反应高发人群哦。

（三）环境

研究表明，遗传背景和环境因素对过敏反应发生的影响大概各占 50%。著名的卫生假说认为，儿童时期与大自然及土壤微生物的亲密接触有助于减少过敏反应的发生，而现代社会相对干净的城市生活导致了越来越多过敏反应的发生。其机制可能与肠道菌群的变更、免疫系统的发育、免疫耐受及调节机制的完善有关。支持卫生假说的证据包括，儿时在农场或与宠物生活的人，或儿时家里兄妹多、经常生小病的人，其长大后发生过敏反应的概率低。当然，也有一些证据提示卫生假说尚有不成熟完善之处，如寄生虫感染（卫生水平较差的区域）的人群发生过敏反应的概率反而更高；儿时患呼吸道合胞病毒（RSV）感染的人患过敏反应的概率反而更高。除微生物感染这一因素外，饮食、空气质量、是否吸烟等环境因素都被证明与过敏反应的发生概率相关。

总之，过敏是一种外因通过内因起作用、有遗传倾向、与后天环境密不可分的免疫失调性疾病。

四、预防

预防过敏最直接有效的手段是避免接触过敏原。例如，对花粉过敏的人可以考虑戴口罩或使用空气净化器；对尘螨过敏的人应注意生活用品及房间的清洁；对动物皮屑过敏的人可以考虑放弃饲养宠物或做好宠物及房间的清洁工作，经常开窗通风，使用空气净化器等。难点是那些美味可口、营养丰富、难以割舍的食物。如何降低食物过敏的概率？目前，对于母亲怀孕期间摄取常见食物过敏原（花生、坚果、海鲜、小麦等）是否可以有效降低婴儿日后对这些食物过敏的可能性，还具有争议。同样，对于遗传上具有食物过敏高风险的婴儿应该在何时、以何种频率和剂量喂食容易引起过敏的食物，也尚无可靠的指导意见。但是，目前科学界统一的认识和建议是，母亲孕期应尽量参照正常人群膳食指南摄取丰富的食物，而不是刻意回避常见过敏性食物；婴儿喂食也应参照正常婴儿，即在不晚于 4~6 个月时开始添加辅食，不需要刻意回避常见过敏性食物。此外，有研究表明维生素 D 缺乏的婴儿中花生或鸡蛋过敏的概率比正常婴儿高3 倍，所以多晒太阳或按时补充多种必需维生素对身体有好处哦！

五、治疗

现有的治疗过敏的药物，要么是缓解症状的抗组胺药物（阻断组胺与 H1 受体的结合，以缓解肥大细胞活化后释放组织胺所引起的各种症状）、β 激动剂（刺

激 β 肾上腺素受体，以抑制平滑肌收缩）等，要么是非特异的炎症抑制剂或免疫抑制剂，如激素类药物（皮质类固醇）。治疗哮喘的奥马珠单抗(Omalizumab)是靶向 IgE 的单克隆抗体，其作用机制是在体内与 IgE 结合后可阻断 IgE 与肥大细胞、嗜碱性粒细胞等表面的 IgE 受体的结合，从而下调肥大细胞等的激活，达到治疗的效果。需要注意的是，过敏反应有时发病极其迅速和凶险，可在短时间内引起呼吸严重受阻甚至休克，因此有过敏反应病史的人应当遵照医嘱注意随身携带药物，接受任何药物之前应当与医生认真沟通药物过敏史。

脱敏疗法是指通过反复接触微量的过敏原，慢慢过渡到大一些的剂量，以期诱导机体建立对该过敏原的耐受（即特异性的不反应）的治疗方法。脱敏疗法的免疫机制并不十分清楚，可能与调节性 T 细胞的诱导产生，IL-10、TGF-β 等免疫抑制性细胞因子的产生，IgG 抗体的诱导产生有关。

（李楠）

第七节　乙型病毒性肝炎

慢性乙型肝炎（以下简称慢性乙肝）是指乙型肝炎病毒（HBV）检测为阳性，病程超过半年或发病日期不明确而临床有慢性肝炎表现者。患者临床表现为乏力、畏食、恶心、腹胀、肝区疼痛等；肝大，质地为中等硬度，有轻压痛。病情重者可伴有慢性肝病面容（如肤色变暗、发黑，皮肤失去光泽、弹性差，皮肤干燥、粗糙，甚至呈现"古铜色"）、蜘蛛痣、肝掌、脾大，实验室检查肝功能可异常或持续异常。慢性乙肝携带者是指HBV检测为阳性，无慢性肝炎症状，1 年内连续随访 3 次以上血清谷丙转氨酶（ALT）和谷草转氨酶（AST）均无异常，且肝组织学检查正常者。

HBV 感染具有潜伏期长、传染率高、致病率高的特点。据统计，全球有 20 多亿人曾遭受过 HBV 感染，导致大约 3.5 亿至 4 亿人患上乙肝。我国是遭受 HBV 侵袭最为严重的国家之一，乙肝严重影响我国国民的身体健康和生活质量。

2017 年，世界卫生组织甚至将 HBV（慢性感染）归在 I 类致癌物清单中，说明 HBV 感染严重危害人类的健康，因此需要大家了解其相关知识，进行早期诊断和治疗，预防和控制传染，从而避免疾病的肆虐和发展。

一、导致乙肝的罪魁祸首：乙型肝炎病毒

追溯 HBV 的源流，就要追溯至 1500—4500 年前的古人类，科学家在这些古人类基因组序列中发现的 HBV 感染证据，表明欧亚人类感染 HBV 的历史已有数千年之久。据 2020 年的数据，全球约有 2.57 亿人口长期感染 HBV，2015 年约有 88.7 万人死于乙肝相关并发症，但是该病毒的起源和演化一直不甚清楚。因此，发现更古老的病毒序列或许可以揭示 HBV 的真正起源和早期历史，从而帮助理解自然及文化对疾病的影响。

HBV 在电子显微镜下可呈 3 种形态的颗粒结构（图 5-6）：直径约 42nm 的大球形颗粒、直径约 22nm 的小球形颗粒，以及管型颗粒。大多数 HBV 呈大球形颗粒，共分为三个结构层，外部有包膜和衣壳两层，内部核心是病毒脱氧核糖核酸，即 HBV DNA。

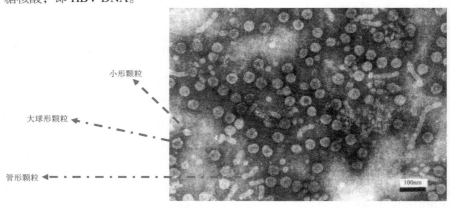

图 5-6　HBV 结构示意图

二、一旦感染 HBV 就遭定了？

（一）不是所有的 HBV 都具有感染性

三种形态的 HBV 颗粒结构中，只有大球形颗粒是完整的病毒颗粒，由包

膜和核衣壳组成，包膜含乙肝病毒表面抗原（HBsAg）、糖蛋白和细胞脂肪，核心颗粒内含核心蛋白（即乙肝病毒核心抗原，HBcAg）、环状双链 DNA 和 DNA 多聚酶，有感染性。小球形颗粒由于不含 DNA 和 DNA 多聚酶，不具感染性。管型颗粒由小球形颗粒串联聚合而成，成分与小球形颗粒相同，因此同样不具感染性。但需注意的是，即使是不具传染性的 HBV 感染者，仍然需要治疗和定期复查。

（二）不是所有感染 HBV 的人都会得乙肝

成年以后感染 HBV 的人群，有 90%～95% 都是急性经过，即在急性期内通过药物治疗或者靠自身抵抗力可以痊愈，不会继续发展下去。一般急性期的主要表现是血清转氨酶升高，很大一部分人经过一个月的治疗后，病情会明显好转；三个月到半年后，指标基本正常；大约一年左右可以出现抗体。还有很少的一部分人会感染 HBV 后发展为爆发性肝炎，这种肝炎来势凶猛、肝衰竭速度很快，其中有 60%～80% 的人最终会死亡。临床发现，很多患者都是在感染急性期没有得到正规的治疗而发展为乙肝的，从而增加后续治疗的难度。感染 HBV 后，受病毒因素、宿主因素、环境因素的综合影响，感染者会出现不同的结局和临床类型，其中影响慢性乙肝发生的主要因素如图 5-7 所示，包括缺乏预防意识、婴幼儿时期的 HBV 感染、家族性传播、既往有其他肝病史感染 HBV、免疫功能低下者感染 HBV、漏诊等。

让人稍感安慰的是，有一部分人在感染 HBV 后，可以不通过治疗，完全依靠自身的免疫力痊愈，并出现保护性抗体。反过来，那些免疫功能低下的人就更容易遭受 HBV 感染，并且感染后果会更为严重。易感因素包括不良生活习惯（如熬夜、吸烟、饮酒、长期素食、吸毒等）、

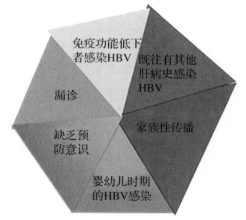

图 5-7 影响慢性乙肝发生的主要因素

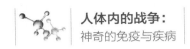

特殊人群（孕产妇、老人、孩子、婴儿）、患有削弱免疫功能的疾病（如艾滋病、糖尿病、尘肺、肿瘤、需血液透析的尿毒症、胃切除等）。可见身体棒才是硬道理，大家切忌图一时之快而影响机体的免疫功能，从而对 HBV 毫无招架和还手之力。

三、HBV 的复制

当 HBV 感染人体肝细胞后，HBV 的 DNA 进入肝细胞核内，在宿主酶的作用下会形成一种牢固且生命力极强的共价闭合环 DNA（cccDNA）。这种 cccDNA 就是 HBV 赖以生存、潜伏、启动复制的"根"，俗称 HBV 的复制"模板"。cccDNA 只要持续存在，HBV 完整颗粒就有可能"起死回生"。科学研究发现，cccDNA 这个模板的平均生存期为 29 年，半衰期为 14.5 年，因此，其形成后可能造成对肝细胞的长期危害和持续的传染性。

四、怎么知道是否感染了 HBV？

乙肝"两对半"是目前国内医院最常用的 HBV 感染检测血清标志物，包括五项指标，即乙肝表面抗原（HBsAg）、乙肝表面抗体（HBsAb）、乙肝 e 抗原（HBeAg）、乙肝 e 抗体（HBeAb）和乙肝核心抗体（HBcAb）。

（1）乙肝表面抗原（HBsAg）：为已感染 HBV 的标志，但本身不具有传染性，是乙肝病毒的外壳蛋白。HBsAg 的出现表明是急性乙肝、慢性乙肝患者或 HBV 携带者。其中急性乙肝患者大部分可在病程早期转阴，慢性乙肝患者或病毒携带者 HBsAg 可呈持续阳性。

（2）乙肝表面抗体（抗 HBs 或 HBsAb）：为既往感染过乙肝病毒或者接种过乙肝疫苗，从而通过免疫反应产生的针对 HBV 的保护性抗体。血清中 HBsAb 滴度越高，则免疫保护力越强。需要注意的是，由于不同乙肝病毒亚型的感染或是体内已感染的乙肝病毒发生变异，少数人虽然 HBsAb 检测为阳性，却仍然可能发生乙型肝炎。

（3）乙肝 e 抗原（HBeAg）：为病毒复制标志。持续阳性 3 个月以上则有慢性化倾向。

（4）乙肝 e 抗体（抗 HBe 或 HBeAb）：为病毒复制停止的标志。阳性表明患者体内的病毒复制减少，传染性较弱，但并非完全没有传染性；个别人感染了变异的 HBV，会出现 e 抗体阳性，但病情仍可能迁延不愈。

（5）乙肝核心抗体（抗 HBc 或 HBcAb）：为曾经感染过或正在感染者都会出现的血清标志物。核心抗体 IgM 是新近感染或病毒复制的标志，核心抗体 IgG 是感染后就会产生的，对于辅助"两对半"检查有一定意义。若核心抗体滴度高，表明乙肝病毒正在复制，有传染性，可持续存在数年至数十年。若核心抗体滴度低，则表明既往感染过乙肝病毒。

五、HBV 与免疫功能之间的博弈

（一）免疫系统的应对

HBV 为双链 DNA 病毒，在机体免疫系统的作用下，HBV 感染人体后处于不断的增殖与被清除的动态变化中，其复制状态与机体的免疫状况有密切关系。机体可通过固有免疫、适应性免疫（包括细胞免疫及体液免疫）机制消灭感染的 HBV。

1. 固有免疫

固有免疫，又称天然免疫，非特异性免疫，是我们人类在漫长进化中获得的一种遗传特性，每个人一生下来就有。在 HBV 刚袭击我们的身体时，固有免疫应答作为自卫反击战的前锋部队，冲在最前面，力图阻止 HBV 的复制扩散。这时，你的身体素质决定了你和 HBV 谁能打赢这场战争。

2. 适应性免疫

适应性免疫，又称获得性免疫、特异性免疫。适应性免疫非常专一，只针对某一种病原体发动攻击。它是我们出生后通过各种病原体的感染，或者接种疫苗，从而获得的具有抵抗相应病原体感染的终极武器。HBV 感染人体后，冲在最前面的是前面提到的固有免疫"部队"，当 HBV 不断与机体内的固有免疫"部队"做斗争时，机体内的适应性免疫"部队"也在逐渐启动，准备好充足弹药，炮击 HBV。这场持久战将会损伤机体内的"战士"——固有免疫及适应性免疫系统，也很可能始终没办法完全消灭所有病毒。因为即使机体免疫系统顽强对

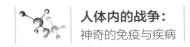

抗着 HBV，但强悍的 HBV 通过狡猾的伪装仍能逃过机体免疫系统的清除作用，像打不死的"小强"坚强地生活在宿主体内，破坏着宿主的肝细胞。因此，片甲不留地将 HBV 彻底消灭是治疗 HBV 相关性疾病的根本方法。

（二）HBV 感染后有不同结局

被感染者的种族、性别、年龄、遗传等因素和 HBV 的感染途径，都会影响机体对 HBV 的免疫应答。HBV 与固有免疫和适应性免疫之间的相互斗争，其胜败决定着感染往不同的方向发展（图 5-8、图 5-9）。

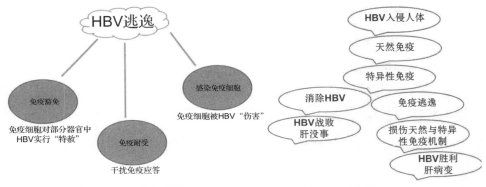

图 5-8　HBV 的免疫逃逸　　　　图 5-9　HBV 感染后的不同结局

六、HBV 的致病机制

免疫功能是一把"双刃剑"，在清除病原体的同时可能也会造成明显的免疫损伤。例如，针对核衣壳和复制酶抗原的细胞免疫应答在清除病毒的同时也在损害肝细胞。因此，感染 HBV 后，肝的受损程度与机体免疫应答的强弱密切相关。总结来说，HBV 引起免疫病理损害的机制主要有以下几种。

（一）病毒致机体免疫力低下

大多数免疫功能正常的成年人感染 HBV 后可通过固有免疫和适应性免疫应答的协作清除病毒，并产生 HBV 抗体。但如果机体的免疫功能低下或受到抑制，则会导致病毒的持续感染及其在肝细胞内复制，从而形成慢性感染。同时，HBV 感染人体后也可抑制机体免疫功能，如免疫功能低下者不能有效清除病毒，则使感染迁延不愈继而慢性化。

（二）病毒变异产生耐药 -HBV 感染持续的原因

HBV 是一种有高变异性的病毒，高变异性的原因包括：有反转录复制过程，RNA 聚合酶和反转录酶缺乏校正功能，容易发生错误；人体免疫力和抗 HBV 药物的影响易诱发变异；基因变异使 HBeAg 合成受阻。高变异性直接影响抗病毒治疗效果或导致出现"诊断逃逸"。

HBV 变异后能产生免疫逃逸，从而逃避机体发动的适应性免疫应答，使急性感染转为慢性。

（三）抗体介导的免疫病理损害

HBV 感染后，机体通过免疫应答，血清中必然会产生特异性抗体如 HBsAb、PreS1-Ab 和 PreS2-Ab 等。一方面，抗体可帮助清除血液循环中游离的 HBV；另一方面，抗体结合抗原形成的免疫复合物可能沉积于肾小球基底膜、关节滑液囊等处并激活补体，引起Ⅲ型超敏反应从而损伤机体。免疫复合物也可沉积于肝细胞内，引起肝毛细血管栓塞，导致急性肝坏死，表现为重症肝炎。另外，HBV 感染可使肝特异性脂蛋白抗原暴露，作为自身抗原诱导机体产生自身抗体，通过激活补体，增强吞噬细胞和自然杀伤细胞的功能从而损伤肝细胞。

（四）T 细胞介导的免疫病理损害——CTL 的直接杀伤靶细胞作用

CTL 可以通过识别靶细胞膜上的抗原肽——HLA Ⅰ类分子复合体，从而直接杀伤靶细胞。细胞免疫是彻底清除病毒的重要内容，但对于机体来说是把双刃剑，过度的细胞免疫应答除了清除 HBV，还可引发大范围的肝细胞损伤，导致重症肝炎。但如果细胞免疫功能低下则不能有效清除病毒，易使 HBV 感染慢性化，导致慢性乙肝的发生。

七、乙肝的治疗

感染 HBV 病毒后，越早治疗越好。拖得越久，发展成慢性乙肝的可能性越大，治愈的可能性越小，最终进入肝癌三部曲（肝炎，肝纤维化 / 肝硬化，肝癌）的可能性就越大，并且极易出现并发症，如腹水。乙肝治疗需要根据指征对症治疗，所以一定要去正规专业的医院。

乙肝的总体治疗目标是最大限度地长期抑制 HBV，减轻肝细胞炎症坏死及肝纤维化，延缓和减少肝失代偿、肝硬化、肝癌及其他并发症的发生，从而改善患者生活质量和延长患者存活时间。乙肝的治疗主要包括抗病毒、免疫调节、抗炎、抗氧化、抗纤维化和对症治疗。其中抗病毒治疗是慢性乙肝的根本疗法。适应证包括肝功能代偿期，HBV DNA 水平超过 2000 IU/mL 和（或）血清 ALT 水平超过正常值上限，肝活检显示中度至重度活动性炎症、坏死和（或）肝纤维化。常用药物包括干扰素、拉米夫定、阿德福韦酯、替比夫定、恩替卡韦、替诺福韦酯等。临床医生会根据具体情况选择适合的药物。需注意的是，乙肝病毒携带者即使 HBV DNA 水平很高，只要肝功能正常，就无需进行抗病毒治疗。

八、乙肝的预防：防患于未然更重要

怎样预防乙肝呢？重点是避免被 HBV 感染。很多人认为很难，因为我们避免不了使用公共用具，如餐具、水杯等，因此很容易就把 HBV 吃了进去。这就是典型的对疾病传染途径不了解而造成了过度恐慌。赶紧来了解下乙肝到底是如何传染的。

乙肝是 HBV 感染所致的疾病，这种疾病主要是通过母婴传播、性生活传播及血液传播等途径传染的，普通的共餐一般不会传染，因此大家不必对此过于恐慌。世界卫生组织的官网上对此也有着非常明确的说法——乙肝病毒并不通过以下渠道传播：共用餐具、母乳喂养、拥抱、握手、咳嗽、喷嚏，或在公共游泳池玩耍或类似行为。

母婴传播是乙肝最重要的传播途径。母亲是家庭的主体，我国约有30% ~ 50% 的乙肝患者是母婴传播所致，成人肝硬化、肝癌90% 以上是婴幼儿时期感染上 HBV 的。母婴传播包括两方面的内容，一是垂直传播，另外一方面是水平传播。大家一直认为母婴传播就是垂直传播，其实不然。怀孕期间，子宫内胎儿被传染的只占 10%，不是很高。HBV 主要是在围产期和出生后的密切生活接触中进行水平传播。

性传播属于体液传播的一种。乙肝患者及乙肝病毒携带者的体液可能具有传染性，体液包括精液、阴道分泌液、乳汁、血液、淋巴液、脑脊液、胸膜腔积液、腹膜腔积液、关节囊滑液、羊水等。只要体液中含有乙肝病毒，就具有传染性。因此生活当中接触乙肝患者或乙肝病毒携带者时一定要避免直接接触这些体液成分。另外，如果口唇黏膜破损时，接吻也可能传播 HBV。因此，在家庭中，夫妻间如有一人是乙肝患者或乙肝病毒携带者，另一方一定要接种乙肝疫苗，获得抗体；在日常生活中还要做好各项预防措施。

血液传播是由于输入被 HBV 污染的血液和血液制品，导致乙型肝炎的发生。

医源性传播是指在医院检查或治疗过程中，因使用未经严格消毒而又反复使用的被 HBV 污染的医疗器械引起的感染，包括手术、牙科器械、采血针、针灸针和内镜等医疗器械。

大家需注意的是，除了乙肝患者，乙肝病毒携带者也是乙肝的主要传染源。乙肝病毒携带者，就是肝组织检查显示没有明显的异常表现，没有肝炎体征，甚至肝功能检查，包括血清谷丙转氨酶（ALT）和谷草转氨酶（AST）都好好的，没有超出正常范围，唯一的异常就是乙肝表面抗原（HBsAg）呈阳性，并持续达 6 个月以上。也就是说此时体内的乙肝病毒正肆意妄为，不断地复制着自己的 DNA。但是由于无明显临床症状，患者往往对自身病情毫不知情，因此成为主要的乙肝传染源之一。

那么，哪些措施可以有效阻断 HBV 的传播呢？主要措施包括以下几个方面。

（1）新生儿要及时接种乙肝疫苗。乙肝疫苗接种是有效控制 HBV 传播的必要手段，目前中国实行新生儿强制计划免疫，一出生就接种乙肝疫苗。接种疫苗后有抗体应答者，保护效果一般至少可持续 12 年，对高危人群可进行 HBsAb 监测，必要时加强免疫。各位新上任的爸爸妈妈，这个事千万不要给娃搞忘了哦！

（2）注射乙肝免疫球蛋白。在意外接触 HBV 感染者的血液和体液后，应立即检测乙肝"两对半"，HBsAb<10mU/ml 或 HBsAb 水平不详者应立即注射 HBV 免疫球蛋白 200～400U 以中和病毒。

（3）对急性或慢性 HBV 感染者应按照《中华人民共和国传染病防治法》，

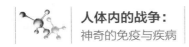
及时向当地疾病预防控制中心报告，并应注明是急性乙型肝炎还是慢性乙型肝炎。

（4）家里有乙肝患者的，最好注意日用品、餐具分开使用，防止因为口腔黏膜破损可能导致的传染。

（5）养成良好的饮食、生活习惯。合理饮食，锻炼身体，增强身体抵抗力，不要熬夜！另外，想减肥的人，不要只节食不运动，这样反而会降低免疫力，HBV喜欢找那些瘦弱且免疫力低下的人。在平时的膳食中，应多吃蛋白质含量高的食物，如牛奶、鸡蛋、鱼、精瘦肉、豆制品等。因为蛋白质是维持人类生命活动最重要的营养素之一，是身体所有细胞的物质基础，当肝细胞受损，机体免疫力降低时，需要蛋白质进行修复，高蛋白摄入有利于肝细胞的再生和修复并提高免疫功，因此要在护肝治疗中吃高蛋白饮食。

（6）注意个人伤口处理。伤口是感染HBV的巨大潜在窗口，所以应及时处理伤口，避免病毒有机会爬窗而入！

九、关于乙肝的常见困惑

（一）什么是大三阳，小三阳？

1. 大三阳

"大三阳"是指在乙肝两对半检查中，HBsAg、HBeAg、抗HBc阳性。乙肝"大三阳"传染性较强，如果长期不进行治疗，患者有可能发生肝硬化、肝癌。因此，建议"大三阳"患者定期做好相应的检查，根据检查结果进行治疗，主要进行保肝治疗结合抗病毒治疗。

2. 小三阳

"小三阳"是指在乙肝两对半检查中，HBsAg、抗HBe、抗HBc阳性。很多人常常以为大三阳严重，小三阳没事，那就大错特错啦。因为不管是"大三阳"，还是"小三阳"，HBV都可能在人体内活跃复制。这类患者的血液、精液、乳汁、宫颈分泌液、尿液都可能带有较强的传染性，甚至当口腔黏膜有破损时，唾液都可能具有传染性。因此，本着谨慎的态度，患者的碗筷等最好与家人分开，并定期消毒。患者也应到正规医院就诊，接受抗病毒、提高机体免疫力和对症降酶保肝等治疗。大、小三阳的区别见表 5-1。

表 5-1　大三阳与小三阳的区别

	HBV 复制强度	传染性	乙肝表面抗原（HBsAg）	乙肝 e 抗原（HBeAg）	乙肝核心抗体（抗 HBC）	乙肝 e 抗体（HBeAb）
大三阳	强	强	+	+	+	−
小三阳	弱	弱	+	−	+	+

（二）得了乙肝能不能结婚生娃娃？

在我国，乙肝病毒携带者相当常见，占人群的 10% 左右。目前，我国没有任何法律条款禁止乙肝患者结婚生育。那么，阻碍乙肝患者结婚生育的原因究竟有哪些呢？

（1）害怕结婚生育会加重自身的病情，以及害怕乙肝病毒传染给伴侣和未来的孩子。当然，如果乙肝患者病情处于活动期，即病毒复制旺盛期，结婚后过度的性生活会导致肝负担加重，使病情更趋严重。

（2）如果乙肝脏处于炎症活动期的妇女怀孕，容易导致孕妇肝负担加重，肝细胞坏死，演变成重症肝炎。

（3）乙肝孕妇生育的小孩，如果不及时接种乙肝疫苗，新生儿几乎都会成为新的乙肝患者，将来发展成为慢性乙肝病毒携带者，甚至发生肝硬化或肝癌。

综上，乙肝患者结婚生育必须掌握正确的时机和方法。绝大多数乙肝患者实际都是慢性乙肝病毒携带者，他们的身体没有任何不适，也能够正常生活和学习，检查肝功能也完全正常，实验室检查只有乙肝病毒指标为阳性（大三阳、小三阳等）。因此，他们是完全可以结婚生育的。

（三）是不是得了乙肝，就一定会发展成为肝癌？

这就是句谣言。很多疾病的恶化都要经历漫长的过程，乙肝的恶化也是如此。日常生活中，乙肝患者只要做好养肝护肝措施，定期监控乙肝发展状态，就能

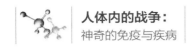

有效地避免病情进一步发展，远离肝癌。但如果反其道而行，就有可能作为促癌因素之一，影响和促进肝癌的发生、发展，因此必须高度重视乙肝的预防和治疗。

那么，导致乙肝恶化的高危因素有哪些呢？乙肝患者在生活当中应当如何预防乙肝恶化呢？乙肝恶化的高危因素如图 5-10 所示。

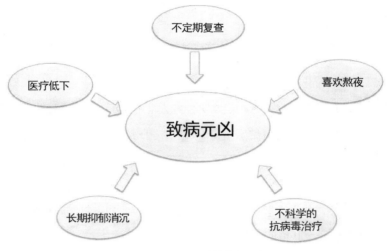

图 5-10　乙肝恶化的高危因素

1. 不定期复查

千万不要一有好转就得意忘形，不去定期复查，导致病毒在体内快速增长，得不到抑制，加上用药不系统，就容易导致病情不断恶化。

2. 喜欢熬夜

大家一定要避免熬夜。严重的睡眠不足必会引起乙肝病情的加重。

3. 不科学的抗病毒治疗

没在最佳时期进行抗病毒治疗对于有效抑制乙肝病毒是非常不利的。

4. 长期抑郁消沉

负能量的增长会严重影响病情进展。乙肝患者一定要学会排解自己的压力，保持良好的心态，才能健康又美丽！

　　综上，乙肝患者首先必须养成良好的生活饮食习惯；增加食物多样性，补充足够的营养物质；日常生活要劳逸结合，避免过度劳累，保持心情愉悦；这样才能有助于控制乙肝病毒，避免病情加重。其次，乙肝患者要做到定期到医院进行肝脏 B 超检查、甲胎蛋白及肝功能检查等，掌握病情走向，以便可以获得及时的治疗。最后，喝酒会导致乙肝癌变的概率增高，抽烟产生的尼古丁等有害物质，可导致肝功能进一步受损，不利于肝细胞的再生和修复，加重病情，因此，建议乙肝患者戒烟戒酒，保持健康的生活方式。

（胡丽娟　吴苗）

第八节　不死的癌症：类风湿关节炎

　　从小到大，我们常听父母提到风湿病，有的年轻人喜欢穿破了的牛仔裤，还有的打死也不穿秋裤……如果被家里的长辈看见了，总免不了一通唠叨：年轻时别嘚瑟，小心老了以后得风湿病！这话是真的吗？

一、风湿病到底是种什么样的病？很可怕吗？

　　按照教科书上的说法，风湿病（rheumatism）是风湿性疾病的简称，指影响骨、关节、肌肉及其周围软组织，如滑囊、肌腱、筋膜、血管、神经等的一大类疾病。常以关节痛、畏风寒为主要症状。风湿病多数为自身免疫病。现在有个说法，把风湿病带来的损害归纳为 5 个 D：痛苦（discomfort），残疾（disability），药物中毒（drug toxicity），经济损失（dollar lost），死亡（death）。这也从侧面说明了风湿病具有慢性、反复发作，病程呈进行性的特点。风湿病尚缺乏特异性治疗，至今不能根治，而且患病率高，致残性强，影响患者劳动力和生活质量，造成了一定的社会经济负担。

　　生活中最常见的风湿性疾病为弥漫性结缔组织病（如类风湿关节炎、系统性红斑狼疮等）和血清阴性脊柱关节病（如强直性脊柱炎等）。注意了，关节痛是风湿病的症状之一，但有时候关节不痛也可能是风湿病。得风湿病并不是老年人的"专利"。风湿病是一种慢性病，一定要在医生指导下坚持用药，不随便减药、停药，定期随访。只要病情缓解，患者是可以正常生活和工作的。

二、最常见的风湿病：类风湿关节炎

长期待在潮湿、寒冷的环境就容易得类风湿关节炎吗？湿头发没吹干就睡觉，衣服湿了没马上换干衣服等，真的会得类风湿关节炎吗？其实，类风湿关节炎（rheumatoid arthritis，RA）是一种病因未明的、以炎性滑膜炎为主的慢性自身免疫病。该病病因未明，所以刚才说的那些情况，并不一定会引起类风湿关节炎！寒冷潮湿和类风湿关节炎没有直接的因果关系。有些年龄大的人在下雨天或者降温时关节酸痛，多半是由于骨质疏松造成的，跟类风湿关节炎没多大关系。类风湿关节炎是对称区域的关节炎症，并且有关节周围的组织损伤、关节变形甚至功能丧失。患者病情痛苦，生活质量不高，又叫"不死的癌症"。

只有老年人会得类风湿关节炎？错！类风湿关节炎可发生于任何年龄。而且，女性发病率比男性高。最开始发病的症状是小关节晨僵，早晨起床时手指、手腕等觉得不舒服，但是多活动一下，就会好一些。晨僵持续时间越久，说明关节的炎症程度越重，治疗起来也越复杂。所以一旦有晨僵的症状，早发现早治疗，能收到事半功倍的效果。类风湿关节炎后期会有关节外表现，如发热、类风湿结节、类风湿血管炎及淋巴结肿大；心脏、呼吸系统、肾、神经系统、眼也会受累；甚至出现轻至中度贫血。所以这种病，发展到后期，极其可怕！

三、为什么会得类风湿关节炎？怎么才能避免这个病呢？

类风湿关节炎病因未明，是一种自身免疫病。自身免疫病是由于种种原因，免疫系统犯了糊涂，对自身组织成分产生免疫应答，由自身抗体、自身反应性T细胞对自身组织成分产生反应，导致自身组织损伤而引起的疾病，通常有遗传因素、神经内分泌因素、免疫因素及环境因素等参与，病因非常复杂，通常不能治愈。目前认为，该病的发病与环境、感染、遗传、性激素及神经精神状态等因素密切相关。

（一）遗传因素

有学者认为该病 65% 的发病风险是由遗传因素造成的。可是如果父母有类风湿关节炎，子女也一定会发病吗？答案是否定的。大家记住，很多自身免疫病的病因里都有遗传因素参与，但是会不会发病，真的只能看运气了。

（二）感染因素

病毒、细菌、支原体等病原微生物都可能诱发 RA。而这些病原微生物与人类共同生活在地球上，想完全避免感染，基本是不可能的。

（三）神经内分泌因素

女性 RA 患者在月经前期症状加重，月经后期症状减轻。RA 患者在不良因素刺激后，也容易导致症状反复或病情加重。所以在生活中，要注意调整自己的精神状态，保持良好的心态，心情愉悦，免疫系统才能正常工作。要想不患自身免疫性疾病，这个是最基本的原则。

（四）其他

寒冷、潮湿、疲劳、营养不良、创伤、精神因素等，也可能诱发 RA。

四、出现关节炎症了，免疫系统难道坐视不管吗？

免疫系统是我们身体的防御系统，随时随地监控着我们身体的健康状态。可是不明原因出现了变性的抗体（通常是 IgG 类抗体），面对这个存在于我们体内的"非己"事物，免疫系统会积极应对，产生针对变性抗体的自身抗体 IgM［这种自身抗体就是类风湿因子（rheumatoid factor，RF）］，RF 与变性 IgG 结合，形成免疫复合物，如果机会合适，免疫复合物就能沉积在身体多处，最常见的就是关节腔了，然后在补体、血小板、吞噬细胞等这些"帮凶"的共同作用及细胞因子这个活跃分子的参与下，引起炎症反应。

在炎症部位会发现大量的炎症细胞及活化的 T 细胞，比如 $CD4^+Th1$ 细胞、Th17 细胞、活化的 B 细胞、浆细胞、巨噬细胞及其他炎症细胞。这些细胞本来在体内好好地待着，出现炎症时它们就会受到一种叫作趋化因子的物质召唤，从各自的循环部位、定居部位跑出来，朝着炎症部位集结，同时分泌大量细胞因子如 TNF-α、IL-1、IL-6、IL-10 等，这些活性小分子又能趋化炎症细胞，激活滑膜细胞产生一些蛋白水解酶，导致软骨和骨的进行性损伤，形成一个恶性循环。吸烟、感染等因素也会改变关节的结构，免疫系统觉得这个发生改变的关节不是"自己人"，就会派遣 T 细胞及抗体去攻击该关节。

所以说，免疫系统并不是不作为，而是把改变的关节当"敌人"攻击，才导致了这个局面。

五、类风湿关节炎怎么治疗？能治好吗？

首先，一定不能听信那些所谓的偏方，更不能去尝试那些承诺"包治好"的药物。市场上的"风湿贴"多数是中成药，只能起到舒筋活血的作用，甚至有些会添加一些激素，只是初期有效，时间长了病情依然得不到缓解。要想达到实质性的效果，一定要在医生的指导下，正确认识疾病，树立信心和耐心，配合医生治疗。本病的早期治疗以休息及关节制动为主，而在关节肿痛缓解后，就要注意早期开始关节的功能锻炼了。治疗方案应个体化，药物治疗主要包括非甾体抗炎药、慢作用抗风湿药、免疫抑制剂、免疫和生物制剂及植物药等。免疫净化疗法能快速去除血浆中的免疫复合物和过高的免疫球蛋白、自身抗体等。经过上述治疗，如果仍然不能控制症状，以及出现严重关节功能障碍的患者，就只有借助于外科手术了。

六、小结

类风湿关节炎是一种自身免疫病，病因很复杂，其发病有遗传因素、环境因素、感染因素、神经内分泌因素等的共同能与。类风湿关节炎的发病就是因为免疫系统把变性的关节当"敌人"来攻击了。类风湿关节炎经过正规系统的治疗，症状可得到缓解，不会影响正常生活和工作。

（董薇）

第九节　可怕的狼抓病：系统性红斑狼疮

系统性红斑狼疮 (systemic lupus erythematosus，SLE) 患者皮肤常出现大量红斑，像被狼抓了，所以有了这样一个恐怖的名字。SLE 是一种累及多系统、多器官并有多种自身抗体出现的自身免疫病。发病范围广，女性发病明显多于男性，其中又以育龄期妇女发病最为多见。注意，虽然会出现皮肤的症状，但这种疾病并不会传染。

面部蝶形红斑是该病最明显的特征，其他症状还有发热、乏力、疲倦、体重减轻和淋巴结肿大。40% 患者受紫外线照射后出现面部红斑，另外还会出现脱发、口腔溃疡、雷诺现象等；关节也会受累，出现关节痛、关节炎，但一般不引起关节畸形。

一、哪些因素和系统性红斑狼疮有关？怎么避免？

SLE 是一种自身免疫病，病因和发病机制都十分复杂，遗传、环境、性激素异常等都会影响发病。

（一）遗传因素

SLE 发病有种族和地域性差异，亚洲人和美国黑人发病率偏高，且有家族聚集性。对于参与致病的遗传因素，我们暂时无能为力。

（二）环境因素

紫外线、化学因素、饮食因素、感染因素和过敏原等可引起炎症，诱导细胞凋亡，引起组织损伤。正常人体内可以清理这些损伤组织，而 SLE 患者体内的修复机制出现了问题，免疫系统会将这些损伤组织视为异物，产生免疫应答而攻击它们。SLE 患者要避免紫外线照射、避免使用化妆品、染发、烫发、涂指甲油等，饮食上要忌无花果、芹菜等容易引起光敏感的食物。

（三）性激素异常

SLE 患者在月经前、妊娠期和产后常有病情活动和加重。服用雌激素类避孕药也能诱发和加重病情，停药后病情可缓解。长期处于情绪紧张状态及过度抑郁者，或已处于静止状态的 SLE 患者，一旦受到严重精神刺激，则容易诱发病情急性发作。所以还是那句话，一定要保持心情舒畅，免疫系统才能正常工作。

二、免疫系统怎么了？为什么会任由该病发生呢？

一般情况下，免疫系统是我们身体忠诚的守护者，对于那些"异物"，从来都是毫不留情、秋风扫落叶般给予清除的。可是在有些情况下，免疫系统还没辨清楚状况，就肆意发动打击行为，结果是"杀敌三千，自损八百"，这基本就是自身免疫病的发病机制了。

本来我们体内的那些自身反应性 B 细胞，在发育的早期，大部分都会被清除干净（具体机制可以看一下澳大利亚病毒学家和免疫学家 Frank Macfarlane Burnet 在 1957 年提出的"克隆选择学说"）。可总有这样那样的原因，会有一些漏网之鱼。紫外线照射和其他环境因素会导致细胞凋亡，而对凋亡细胞的清除机制存在缺陷，使大量核抗原堆积。核抗原刺激幸存的自身反应性 B 细胞活化，分泌抗体，核抗原与抗体结合形成免疫复合物，被树突状细胞吞进去后，就能刺激 B 细胞产生更多的自身抗体。就这样形成一个恶性循环，产生了更多的免疫复合物。

免疫复合物沉积在局部毛细血管基底膜，激活补体，释放活性物质，吸引中性粒细胞，清除这些复合物，并释放溶酶体酶，使沉积部位出现严重炎症损伤，导致狼疮性肾炎、关节炎、皮肤红斑和多部位的脉管炎等，这就是 SLE 损伤的主要机制。补体活化后形成的膜攻击复合物，能损伤细胞或基底膜，还会依赖调理作用，吞噬被抗原抗体复合物包被的靶细胞，还通过抗体依赖细胞介导的细胞毒作用（ADCC）将靶细胞杀伤，这是 SLE 患者血细胞减少的主要机制。SLE 患者自身抗原致敏 T 细胞攻击自身靶组织，包括直接杀伤和通过释放细胞因子损伤组织，类似于 IV 型超敏反应，这是狼疮性肝炎的致病机制。

当然在发病过程中，会有大量的炎性细胞因子的参与，比如 IL-1、IL-4、IL-8、IL-17、IFN-γ、IFN-α、TNF-α，B 细胞活化因子（BAFF）、B 细胞刺激因子（Blys）等也参与了疾病的发病。这么热闹的场面，怎么会少了 T 细胞的参与呢？它们能分泌大量细胞因子，T 细胞过度活化，会导致自身反应性 B 细胞的增殖分化。

三、怎么治疗系统性红斑狼疮？

首先，得了这个病，一定要去正规医院接受系统治疗，千万不要听信什么偏方和秘方。每个人的病情不同，所以治疗方案应因人而异，用药应个体化。常规治疗包括心理及精神支持、避免日晒或紫外线照射、预防和治疗感染或其他合并症及依据病情选用适当的锻炼方式。

药物治疗有非甾体类抗炎药（NSAIDs）、抗疟药、糖皮质激素，免疫抑制剂如环磷酰胺、硫唑嘌呤、氨甲蝶呤、环孢素 A、长春新碱等。 血浆交换疗法适用于急重型病例。另外，干细胞移植及针对机体内细胞因子失衡的治疗也正在进一步研究中。

四、小结

自身免疫病不会传染。每个人都有发生自身免疫病的可能，其发病有遗传因素、环境因素、神经内分泌因素的影响，而免疫因素的参与，也不可小觑。自身免疫病目前还没有有效可行的预防措施，也不能根治。但自身免疫病是可以治疗的，经过正规医院的系统治疗后，病情得以缓解，是不影响正常生活和工作的。

（董薇）

第十节　糖尿病

近年来，随着中国社会的迅速发展，大众生活水平不断提高。人们在享受着日新月异的科技成果和日益丰富的物质文明给生活带来的巨大便利时，也在不知不觉中改变着自己的生活方式，并开始面对随之而来的各种社会与健康问题。其实，社会环境的诸多变化，都潜移默化地影响着每一个人，并最终通过

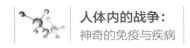

改变个体的心理及生理状况而体现出来。比如，科技的发展与飞速的现代化进程，会让身处其中的每一个人感受到信息与知识更新的压力，由此产生危机感，进而焦虑。而随着人们对不断涌现、频繁更新的社会工具及电子产品依赖的增加，大众的生活视野不断扩大，人与人的交流及个体活动性却同步减少了。接踵而至的，便是各种新型的健康问题。最近二十年，糖尿病在我国的发病率逐年上升、居高不下，就是一个很好的例证。

在发达国家，糖尿病作为危害公众健康的重要疾病，早就引起了广泛关注。而随着经济发展，我国也紧随其后，成为糖尿病的高发国之一。下面，我们就认识一下这种号称"吃货终结者"的疾病。

一、什么是糖尿病?

从发病机制来看，当我们通过食物摄取营养，以维持身体的正常生理活动时，食物中广泛存在、或经分解后产生的葡萄糖肩负起了供给我们身体能量的重责大任。但如果我们体内的生理代谢发生了异常，导致机体不能正常地利用或储存这些葡萄糖时，未经分解的葡萄糖就会在我们的血液中累积起来，使血液中葡萄糖（即血糖）浓度增加（图5-11），并使我们机体的多种功能产生异常，这时我们就患上了糖尿病。

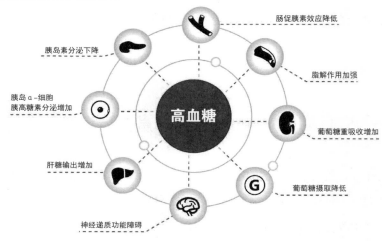

图 5-11　糖尿病的成因

二、糖尿病的症状

在我国古代的医书中，有许多关于糖尿病症状的论述。中医曾因糖尿病患者易表现出消瘦和口渴等症状而将其归至"消渴病"中。此外，糖尿病患者还可能出现尿频、口腔干燥、皮肤瘙痒、饥饿感增加、体重变化（下降或上升），并随病情发展产生视力模糊、易怒、手脚刺痛或麻木，伴有经常性皮肤、膀胱或牙龈感染，伤口不愈，极度疲劳等全身症状。

三、出现糖尿病症状的原因

（一）尿频

尿频的产生主要是因为当血糖浓度过高时，我们的体细胞不能通过正常的生理代谢而将其转化、利用，只好借助肾脏将过剩的葡萄糖排出，由此产生了高血糖导致的尿频及排尿量增加。

（二）口腔干燥、皮肤瘙痒

频繁的排尿会令患者感到口渴，并因身体大量脱水而发生皮肤干燥、瘙痒、起皮、晦暗等。

（三）持续饥饿感

由于大量的葡萄糖未经分解利用即随尿液排出，其中还裹挟了钠、钾、碳酸盐、氯离子等多种矿物质，故使患者因能量和关键电解质的流失、缺乏而变得精神不振，进而促进机体发出补充能量的饥饿信号。其中还有约40%的患者会因大量排尿而脱水，进而刺激机体释放出与饥饿感类似的口渴信号，从而感受到持续饥饿。

（四）体重变化

在糖尿病患者中，一部分会因机体无法正常利用葡萄糖获得足够能量和营养而消瘦；一部分则在持续饥饿感的驱使下过量进食，造成脂肪堆积，体重上升。

（五）视力改变

有趣的是，一些近视的糖尿病患者，会在发现患病前的某一阶段突然发生视力改善，并感受到摘掉眼镜也能清楚视物的"意外惊喜"。这其实是因为血

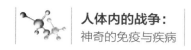

人体内的战争：
神奇的免疫与疾病

液中葡萄糖浓度的变化使眼晶状体及角膜产生收缩或膨胀，从而暂时矫正了视力所致；而另一些人则会因同样原因而变得视力模糊。这些症状通常会在血糖恢复正常后消失。

（六）伤口不愈合，手脚麻木及其他

一方面，由于糖尿病患者体内的葡萄糖代谢受阻，实际的葡萄糖，即营养物质摄入不足，易使患者免疫系统的正常运作受到影响，从而导致反复感染、伤口愈合困难。另一方面，有的糖尿病患者会因体内物质代谢异常、血液中缺乏养分，因而无法向离心脏较远的肢端（如手、足等）供能，从而导致手脚的麻木及刺痛等。

由此我们不难想象，糖尿病患者若不能通过适当的治疗及时改善葡萄糖代谢，降低血糖水平，含有过高葡萄糖的血液运行于周身，必会影响到人体内多种器官的正常功能。长此以往，可能令患者出现肾功能衰竭、反复感染、视力衰退等，甚至导致肢端坏疽、被迫截肢、失明等严重后果。

四、专家常说的"糖尿病类型"指的是什么？

临床上，医生在面对症状基本相同的糖尿病患者时，有时会制订出截然不同的治疗方案，这主要是依据不同的糖尿病类型决定的。科学研究表明，导致糖尿病发病的原因极其复杂，有很大的个体差异，涉及遗传、环境、营养、生活方式、身体状况等诸多因素作用，可以按照发病机制的不同，将糖尿病分为1型、2型两种类型。

（一）1型糖尿病

这是一种典型的自身免疫病，其发生与机体免疫系统功能的紊乱直接相关。简单来说，人体内的免疫系统，就像是机体的"军警部门"，负责维持一个机体的正常轶序。一方面，免疫系统内功能各异的免疫细胞不断在人体中侦察、巡视，一旦发现了会对机体健康产生危害的"异己分子"，比如侵入人体的病毒、细菌；或发现了机体内部的"不法分子"，如功能发生畸（癌）变的体细胞，以及已经被潜入机体的外敌"收买策反"的"叛徒"，如被病毒、细菌感染的体细胞等，

/122/

这些免疫细胞就会联合起来各显"神通"，迅速把它们消灭，以保护机体健康。此即免疫系统的"免疫监视"和"免疫防御"功能。另一方面，人体免疫系统还要保证机体内正常的组织细胞能"安居乐业"，不受侵扰，从而各司其职，共同维护机体的正常运作。这就要求机体内的免疫细胞大多有"火眼金睛"，能准确地"明辨善恶"，从而保证免疫细胞执行任务时不会意外殃及池鱼，损害到机体内正常的组织细胞。这就是免疫系统的"免疫自稳"功能。当免疫系统的三大功能中任意一种发生异常时，都会导致疾病的发生。而对于 1 型糖尿病而言，即是因免疫系统的"免疫自稳"功能受到破坏，机体内的免疫细胞无法正确地"明辨善恶"，误把胰腺中一种叫作"胰岛 β 细胞"的正常细胞当作非正常的"异己分子"而发动了攻击，致使胰腺中该种细胞大量死亡或丧失功能。而此种细胞的主要功能就是合成并分泌一种参与葡萄糖代谢的激素——胰岛素，通过胰岛素促进组织、细胞对葡萄糖的摄取和利用，加速葡萄糖合成为糖原，贮存到肝和肌肉中；或抑制糖异生，促进葡萄糖转变为脂肪酸，贮存于脂肪组织，从而降低血糖水平。所以当胰岛 β 细胞功能受损时，人体会因缺乏胰岛素而无法正常转化、利用葡萄糖，血糖浓度因之升高，导致糖尿病的发生。

1 型糖尿病以前也被称为"青少年糖尿病"，可见该病多发生于青少年时期，但任何年龄段的人都可能患 1 型糖尿病。由于该病患者机体内不能产生胰岛素，治疗时要通过注射等方式持续为机体补充胰岛素，故 1 型糖尿病又被称为"胰岛素依赖型糖尿病"。现有的研究表明，1 型糖尿病的诱因比较复杂，涉及遗传及环境多个方面的因素，是多因素综合作用的结果。某些基因——如一些与免疫应答相关的基因或与细胞功能相关的基因的特殊型别，可能会增加某些个体罹患 1 型糖尿病的可能性，但这些基因不能单独起作用。环境中某些病毒或细菌的感染，很有可能会影响细胞功能或其胞外微环境，成为 1 型糖尿病的诱因。而反过来，如果个体在发育过程中所处环境过于清洁干净，缺乏适度的病原体（包括病原微生物和寄生虫）刺激，也有可能使机体的免疫系统因缺乏足够的"训练"而发育不健全，从而影响机体后天的免疫功能，增加个体患上包括 1 型糖尿病在内的自身免疫性疾病或过敏性疾病的风险。由此可见，1型糖尿病的发病原因具有高度复杂性和个体差异性，很难一概而论。而我们目前对其了解也仅是"管中窥豹"，所以，要想通过预防的办法阻止1型糖尿病的发生，在现阶段还无法实现。只能通过科普教育增加民众的糖尿病知识，早诊早治，及时发现患者并采用适当的临床干预，通过模拟正常胰岛细胞分泌胰岛素的剂量与方式，为机体补充胰岛素，尽可能将血糖控制在正常水平，避免高血糖对体内器官的损害而导致的并发症。

受人口基因及生活环境的影响，我国1型糖尿病的整体发病率在世界上还处于较低水平，但近20年已有大幅度上升，每年新增病例约13000例。加之我国人口基数巨大，故其潜在的健康威胁不容忽视。我国1型糖尿病的发病高峰集中于10~14岁，对青少年影响明显。且患者对疾病的认知水平普遍较低，就医不及时，常错过了最佳治疗时间，造成确诊后半年内发生酮症酸中毒的患者达到了51.4%。所以在我国，加强对医护人员和家长的糖尿病知识普及和教育已刻不容缓。

（二）2型糖尿病

与1型糖尿病患者不能产生胰岛素不同，2型糖尿病患者一般仍有分泌胰岛素的能力，但其体内的胰岛素或因量少不足以代谢机体摄入的所有葡萄糖，或因机体利用胰岛素的能力受损而不能有效参与葡萄糖代谢（即机体产生了"胰岛素抗性"），故使葡萄糖在体内积累而造成血糖升高。所以，与常发于儿童青少年时期，且发病原因扑朔迷离的1型糖尿病相比，2型糖尿病多发于40岁以上的成年人，且患病风险随年龄增加而升高，曾被称作"成年人糖尿病"。而遗传、肥胖、运动缺乏、高胆固醇、高血压、糖尿病家族史，以及紧张、劳累、精神刺激、外伤、手术、分娩、其他重大疾病、使用升高血糖的激素等刺激因素，都是2型糖尿病的发病原因。由于糖尿病造成的机体损伤都是由过高的血糖浓度引发，所以1、2型糖尿病尽管发病机制不同，但症状基本一样。但有部分2型糖尿病患者因血糖升高的过程十分缓慢，机体逐渐适应，故在很长一段时间

（有时历经数年）内也不表现出任何异常症状，导致这一类患者的发现较迟，不能得到及时的诊治。

五、治疗糖尿病的一般原则

1 型糖尿病患者因其自身无法分泌胰岛素，故只能借助外力——如采取定时注射胰岛素或佩带胰岛素泵（图 5-12）的办法补充胰岛素，以改善机体内的葡萄糖代谢，使血糖降至正常水平。

2 型糖尿病主要是由胰岛素分泌不足或胰岛素功能

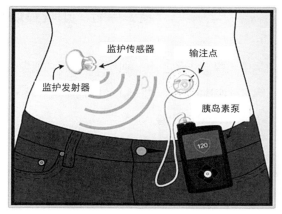

图 5-12　胰岛素泵

受阻而引起的，所以在治疗上常使用一些可增强体内胰岛素转化葡萄糖效率的口服药物，如二甲基双胍、磺酰脲类药物、α-葡萄糖苷酶抑制剂等。所以 2 型糖尿病又被称作"非胰岛素依赖型糖尿病"。但也有一部分 2 型糖尿病患者会因口服药物控糖效果不理想而需借助胰岛素来控制血糖。

六、我国糖尿病现状

当前我国有超过 1.1 亿的糖尿病患者，约占全球的 1/3，已经成为全球糖尿病负担最重的国家之一。其中 90% 以上患的是 2 型糖尿病。随着经济发展，2 型糖病已成为继心脑血管疾病、恶性肿瘤后的第三大威胁我国国民健康的慢性非传染性疾病。

七、糖尿病的预防

相较于欧洲人，中国人在身体质量指数（简称 BMI，是衡量人体胖瘦程度的参考指标之一）相对较低时即可发生糖尿病，这大概与东亚人群内脏肥胖趋势相关。而除去不可控的遗传因素，针对诱发 2 型糖尿病的环境因素进行干预，改变生活习惯，摒弃不合理膳食，适当降低富含淀粉类食物的摄入，有效控制

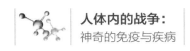

体重，戒烟，增强体育运动，都可以有效降低 2 型糖尿病的患病率。

（朱彤波）

第十一节　甲状腺功能亢进

甲状腺功能亢进是一种因为甲状腺功能发生紊乱而产生的病变。要进一步了解这种疾病的成因（机制），我们需先认识一下人体中甲状腺这个器官。

一、认识甲状腺

（一）甲状腺的位置

甲状腺位于我们的前颈部，是一个包覆于喉与气管前部、呈蝴蝶形状的内分泌腺。它由左、右两片蝴蝶翅膀形的"叶片"，通过一条细窄的"峡部"连接而成。每一叶片约有 5 厘米长，3 厘米宽，2 厘米厚；峡部长、宽约为 1.25 厘米。成年人的甲状腺重约 25 克，而女性的甲状腺通常比男性稍大，且女性在妊娠时甲状腺会增大。甲状腺外包有一层薄薄的纤维被膜，其外层与气管前筋膜相接，形成甲状腺悬韧带，使甲状腺连接到上方的甲状腺软骨和环状软骨上。因此，当人吞咽或说话时，甲状腺会随着喉部上下移动。纤维被膜的内层则伸入甲状腺内部形成胶原隔膜，将甲状腺区隔成许多微叶。甲状腺的结构如图 5-13 所示。

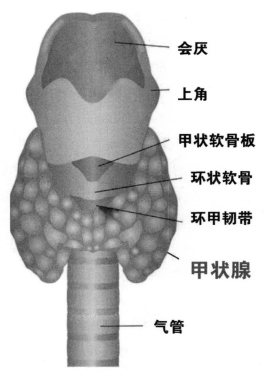

会厌
上角
甲状软骨板
环状软骨
环甲韧带
甲状腺
气管

图 5-13　甲状腺的结构

（二）甲状腺的基本功能

从显微镜下观察，甲状腺组织里分布了大量的圆形滤泡，滤泡核心是富含甲状腺激素的前体蛋白——甲状腺球蛋白和碘化糖蛋白的胶质，边缘是一圈单层的甲状腺滤泡细胞。滤泡外还散布了一些甲状旁腺滤泡细胞（又称 C 细胞）。当受到促甲状腺激素（TSH）刺激时，甲状腺滤泡细胞会将滤泡中心胶质中的前体蛋白转化为三碘甲状腺素（T_3）及四碘甲状腺素（T_4），而甲状旁腺滤泡细胞则能分泌降钙素。甲状腺通过分泌这三种激素，参与对人体多种重要代谢过程的调节。比如，甲状腺激素可作用于人体内几乎所有细胞，增加人体的基础代谢率；也可调节食欲，控制胃肠的蠕动，增加胃肠吸收；影响葡萄糖的同化与异化，以及机体细胞对葡萄糖的吸收；还可刺激机体降解脂肪，增加体内自由脂肪酸的含量；同时还能降低体内胆固醇的水平。除此之外，甲状腺激素还能增加细胞内线粒体的活性，增加心率与心跳强度，从而导致血流量增加、体温升高。甲状腺素还对于胚胎期大脑的发育及青少年的发育至关重要，且能对睡眠、思维、注意力及成年人的性功能产生重要影响。由此可见，甲状腺参与了人体内几乎所有的代谢过程，对机体的健康至关重要。

二、甲状腺功能亢进的发病机制

（一）甲亢是怎么产生的？

正因为甲状腺分泌的激素对人体健康的影响巨大，所以甲状腺的激素分泌受到人体的"指挥部"——大脑的严格控制。当人的下丘脑以脉冲的方式分泌促甲状腺素释放激素（TRH）时，TRH 会作用于脑垂体前叶，促使其分泌 TSH。TSH 再结合到甲状腺滤泡细胞表面的 TSH 受体上，刺激甲状腺滤泡细胞活化并合成甲状腺激素（T_3 和 T_4），以促进人体代谢。而当体内甲状腺激素水平过高，超过人体需要时，其会反作用于脑垂体，抑制 TSH 的分泌，阻止新的甲状腺激素合成。由此形成了机体对于甲状腺激素合成的负反馈调节，避免机体内甲状腺素水平过高而破坏机体代谢平衡。然而，当甲状腺的功能失调时，会直接导致甲状腺激素分泌异常，并引发机体代谢紊乱，最终发生甲状腺疾病。甲状腺

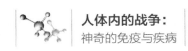

疾病的临床表现包括甲状腺功能亢进和甲状腺功能减低两种。甲状腺功能亢进即俗称的甲亢，是一种常见的甲状腺疾病。

（二）甲亢的临床表现

甲亢是指当甲状腺分泌的激素过量时机体发生的一系列病理性反应，包括甲状腺增大、心率增快、心悸、手颤、怕热、多汗、好动、易怒、睡眠障碍、脱发、大便次数增多、腹泻、眼突、肌肉乏力、体温升高、体重下降等，少数患者的皮肤会出现"橘皮样病变"，亚洲裔的患者还易出现阶段性部分肌肉无力甚至麻痹，严重时可出现心律不齐、胫前黏液性水肿，即甲状腺毒性黏蛋白沉积的症状，甚至出现精神障碍。极端情况下还会出现甲状腺危象（thyroid storm，又称甲亢危象），即患者在感染、手术、精神刺激等因素影响下病情突然加重，出现高热、大汗、心动过速、烦躁、焦虑不安、谵妄、恶心、呕吐、腹泻，甚至心衰、休克和昏迷等，其病死率在 20% 以上。

（三）什么是格雷夫斯病？

甲亢有 50% ~ 80% 是由毒性弥漫性甲状腺肿，即格雷夫斯病（Graves disease）引起的。这是一种自身免疫性疾病，是由机体免疫系统的功能异常而引发的。当患者的免疫系统无法正确识别并区分对机体有潜在危害的外来抗原、有害物质，以及对机体有益无害的自身抗原、无害物质时，患者的免疫细胞就可能把正常组织细胞表面的物质误认作有害抗原，而对其发生免疫反应。因此，当免疫细胞发生了针对甲状腺滤泡细胞表面的 TSH 受体的免疫反应时，就产生了可与 TSH 受体结合的自身抗体——促甲状腺免疫球蛋白（简称 TSI）。当 TSI 与甲状腺滤泡细胞表面的 TSH 受体结合，TSI 模拟了 TSH 的作用，刺激滤泡细胞不断合成甲状腺激素，且这一过程并不受到甲状腺激素的负反馈调节。所以导致了机体内甲状腺激素的过量生产，最终表现出甲状腺功能亢进的症状。（图5-14）

与大多数自身免疫性疾病一样，格雷夫斯病的致病原因十分复杂，因人而异，到现在为止都还没有定论。但可以肯定的是，该病的发生是遗传因素与环

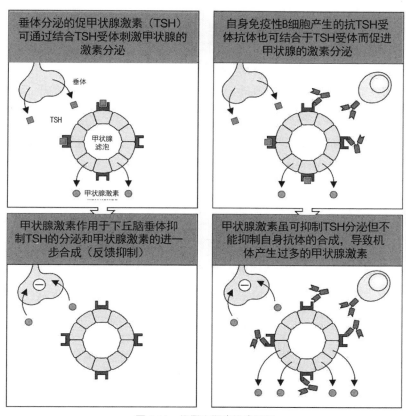

图 5-14　格雷夫斯病发病机制

境因素共同作用的结果。从遗传上看，携带某些特殊型别的基因（这些基因常与免疫应答相关），可能使个体更易患上格雷夫斯病。且该病多发于 20 ~ 40 岁女性，女性的发病率比男性高 8 倍。一般而言，该病发作比较突然，患者一般为成年人。其他环境因素，如病毒及细胞感染，对于该病的发生可能也起到了促进作用。比如，曾有研究人员认为，一种名叫"结肠炎耶尔森杆菌"的细菌可表达与 TSH 受体结构相似的抗原物质。所以受此细菌感染后人体内产生的抗体，可与 TSH 受体交叉反应（结合），成为格雷夫斯病的致病因素之一。不过，这一结论还未得到科学界的广泛认可。此外，淋巴细胞瘤病毒（Epstein-Barr 病毒，EB 病毒）的感染，也被认为可能是格雷夫斯病的诱因之一。碘元素的摄入量，

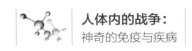

亦被认为与该病有一定相关性。

格雷夫斯病直接导致体内的甲状腺激素水平升高，造成机体的神经、循环及消化系统等兴奋性增加和代谢亢进。该病的许多症状都是由体内过剩的甲状腺激素引发的。如患者表现出基础代谢水平高、消瘦、体温升高、怕热、易怒、心率快等。但也有一部分症状与格雷夫斯病的自身免疫性特性相关，比如，格雷夫斯患者特有的"突眼"，即甲状腺眼病，就是由于眼肌成纤维细胞表面也表达 TSH 受体，可与患者体内的自身抗体结合而引发炎症反应。且这些成纤维细胞又可分化为脂肪细胞，故针对眼部的自身免疫反应最终导致眼肌和眼窝脂肪细胞胀大，将眼球前推，造成突眼。还有部分患者皮肤出现的"橘皮"现象，则是由于患者体内的自身抗体浸润皮下组织，引起炎症反应，形成皮下纤维斑块所致。此外，少数患者表现出的小腿下段前部（胫骨前处）皮肤变厚变硬，表面不平，肤色呈棕红色，有时还出现大小不等斑块样结节的胫前黏液性水肿，也为格雷夫斯病所特有，一般认为与患者免疫功能障碍相关。

（四）造成甲亢的其他原因

除了格雷夫斯病外，其他原因也可导致甲亢，包括多节结性甲状腺肿、毒性腺瘤（toxic adenoma）、甲状腺炎、碘服用过量或合成甲状腺激素摄入过量等。少数情况下垂体瘤也能引发甲亢。故在临床上，需仔细辨别甲状腺功能亢进的种类，以便对症施治，取得良好的治疗效果。

三、甲亢的临床检测与治疗

一般情况下，甲亢患者体内会检出较高的三、四碘甲状腺素水平，但 TSH 水平偏低；并在同位素碘（^{131}I）吸收测试中表现出很高的碘吸收水平。再结合影像学技术对甲状腺的形态、结构进行扫描，就能帮助医生判断患者甲状腺功能亢进的原因。

目前针对甲亢的临床治疗方法：通过药物抑制甲状腺功能；使用 β 抑制剂控制甲亢患者心律失常、手颤等症状；低碘饮食、放射性碘化疗（使用同位素碘 ^{131}I 抑制甚至完全破坏甲状腺功能）；手术切除甲状腺（手术后患者需补充甲状腺素）等。

　　近年来，我国经济持续增长，社会迅速发展，为国民的生活带来了前所未有的机遇和挑战，随之而来的各种精神刺激，以及环境和压力的变化，都成了甲状腺疾病的诱发因素。目前甲亢在我国的发病率有上升趋势，且多发于年轻女性，年龄亦不断趋前，甚至波及正处于生长发育期的儿童。故关注身心健康，保持良好的生活习惯与心理状态，对预防包括甲亢在内的多种自身免疫性疾病意义重大。而大家也应提高对甲状腺疾病的认识，做好常规的体检与筛查，一旦出现相关症状，如性格变化、疲惫、心慌等，应及时就医，早诊早治，这样才能有效维护我们的身体健康并提高我们的生活质量。

（朱彤波）

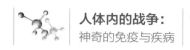
参考文献

[1] 曹雪涛. 医学免疫学 [M]. 6 版. 北京: 人民卫生出版社, 2013.

[2] 曹雪涛, 何维, 张利宁, 等. 医学免疫学（八年制）[M]. 3 版. 北京: 人民卫生出版社, 2015.

[3] 龚非力. 医学免疫学 [M]. 2 版. 北京: 科学出版社, 2012.

[4] 朱彤波. 医学免疫学 [M]. 2 版. 成都: 四川大学出版社, 2017.

[5] 金劲松. 系统性红斑狼疮的诊断与治疗 [M]. 郑州: 河南科学技术出版社, 2017.

[6] 陈顺乐. 系统性红斑狼疮 [M]. 上海: 上海科学技术出版社, 2006.

[7] ABBAS A K, LICHTMAN A H, PILLAI S.Cellular and molecular immunology[M]. 10th ed. London: Elsevier, 2017.

[8] MURPHY K. Janeway's immunobiology[M]. 9th ed. NewYork: Garland Science, 2011.

[9]FAUCI A S, BRAUNWALD E, KASPER D L, et al. Harrison's rheumatology[M]. 3rd ed. NewYork: McGraw-Hill Medical, 2010.

感谢四川大学华西临床医学院 2016 级临床医学 8 年制同学尹茜雅、代诗硕、易诗瑶、刘思玉、张曦予、武梦芮、李林峰、张驰宸、贾宇恒、胡悦、魏畅、王婷、尹婷、刘蕴佳、王艺轩、郑权为本书第一章（免疫学概论）所做的文字润色工作。